高等院校医学实验教学系列教材

外科基本技能学

主　　编　王惠君

副 主 编　成　雨　夏国鑫

编　　委　（以姓氏笔画为序）

　　　　　王惠君（滨州医学院第二临床医学院）

　　　　　成　雨（滨州医学院第二临床医学院）

　　　　　周　全（滨州医学院第二临床医学院）

　　　　　赵豹猛（滨州医学院第二临床医学院）

　　　　　夏国鑫（滨州医学院第二临床医学院）

　　　　　裴晓彬（滨州医学院第二临床医学院）

科学出版社

北　京

内 容 简 介

本教材共 11 章，按照外科学知识体系编写，从基本技能操作到综合临床实践应用，由浅及深，规范化培养医学生的临床技能操作。前二章强调对医学生进行医学人文教育和无菌观念的培养；第三、四章介绍外科基本技能，使学生逐步熟悉各项外科基本操作；第五章介绍围手术期相关知识；第六章至第十章介绍各种常用临床操作规范；第十一章是对动物实验的简单介绍，以使学生通过实际操作，对以上章节知识进行总结和巩固。

本教材主要供医学生见习、实习、考研复习使用，还可以作为进修医师和各级医务人员参考使用。

图书在版编目（CIP）数据

外科基本技能学 / 王惠君主编. —北京：科学出版社，2023.12
高等院校医学实验教学系列教材
ISBN 978-7-03-077141-4

Ⅰ . ①外… Ⅱ . ①王… Ⅲ . ①外科学–高等学校–教材 Ⅳ . ①R6

中国国家版本馆 CIP 数据核字（2023）第 233659 号

责任编辑：胡治国 / 责任校对：宁辉彩
责任印制：张 伟 / 封面设计：陈 敬

科 学 出 版 社 出版
北京东黄城根北街 16 号
邮政编码：100717
http://www.sciencep.com
石家庄继文印刷有限公司 印刷
科学出版社发行 各地新华书店经销
＊
2023 年 12 月第 一 版 开本：787×1092 1/16
2023 年 12 月第一次印刷 印张：11
字数：300 000
定价：**49.80 元**
（如有印装质量问题，我社负责调换）

前　言

随着我国经济的飞速发展，人们的生活水平逐步地提高，人们对健康服务的要求也与日俱增。2016 年 10 月 25 日，中共中央 国务院印发《"健康中国 2030"规划纲要》，计划逐步在全国建成体系完整的整合型医疗卫生服务体系，预计到 2030 年，形成 15 分钟基本医疗卫生服务圈，实现每千人拥有医师 3 名。2022 年党的二十大报告再次强调要推进健康中国建设，把保障人民健康放在优先发展的战略位置；要深入贯彻以人民为中心的发展思想，在幼有所育、学有所教、劳有所得、病有所医、老有所养、住有所居、弱有所扶上持续用力，建成世界上规模最大的教育体系、社会保障体系、医疗卫生体系，人民群众获得感、幸福感、安全感更加充实、更有保障、更可持续，共同富裕取得新成效。

我国幅员辽阔，人口基数大，建立完善的医疗卫生体系需要大量的优质的医药卫生人力资源，这就需要医学高校培养大量的具有优秀的临床能力、良好职业素质和自我学习能力的合格医学毕业生。

医学是实践性很强的专业，现代的医学教育已经从过去强调知识体系完整的传统模式转变为强调医学生为中心的胜任力的培养的教育模式，提出了对人才胜任能力要求。胜任力导向的医学教育聚焦于教育结果，所以合格的医学生要能为患者提供一定的医疗服务。我国的医师资格考试是评估医务工作者是否能胜任医疗卫生工作的资格考试，其中的实践技能考试是非常重要的组成部分，越来越受到考生的关注。因此在医学生培养过程中，不仅要重视医学生对知识的掌握，还要关注提升他们的实践能力。

外科学是医学生的专业必修课，外科基本技能是其中重要的实践教学内容。相对于理论课的建设，外科基本技能的课程建设相对薄弱。外科基本技能与临床应用联系紧密，是培养学生临床思维、夯实临床基本操作和培养学生职业道德的关键环节。为了提高医学生的外科临床技能培训，使医学生的临床操作行为更加科学化、规范化、系统化、标准化，提高临床医学教学质量，培养优秀的医学人才，我们编写了本教材。本教材旨在帮助医学生学习外科基本技能时能抓住重点，关注操作细节，以便系统掌握好本课程的基础理论、基本知识和基本技能。本教材力求提高外科基本技能在医学教育和医学人才培养中的地位，推进实践教学内容和实践模式的发展，深化临床实践教学改革，加强医学生对外科基本技能的重视，提高医学生外科临床思维能力和解决实际问题的外科临床操作能力。

本教材由长年从事一线外科教学和临床的教师编写，他们分工所长，总结教学中的经验和教训，经过通力合作使本教材顺利完成。在本教材编写过程中得到了各级领导和外科前辈的热情支持，学生们的积极反馈，他们为本教材的文字编写、录像拍摄和绘图工作付出了辛勤的劳动，在此，一并表示衷心感谢。

由于外科学的发展日新月异，限于编者水平，本书难免存在疏漏，衷心祈盼广大读者不吝斧正，以便再版时修订。

编　者

2023 年 6 月

目　　录

第一章　职业素养与医患沟通

第一节　课程教学目标

如何成为一名合格的医师，这是每个医学生都会思考的问题。

"药王"孙思邈曾在他的著作《备急千金要方——大医精诚》中讲述了医者应该具备的两个基本素质：第一是精，强调学医者要努力学习医学知识，要有精湛的医疗技术，这样才能为患者解除疾病的困扰；第二是诚，即从医者要有高尚的品德修养，时时刻刻记得以患者为中心，设身处地为患者着想，行"饥渴疲劳，一心赴救"的使命。被西方尊为"医圣""医学之父"的古希腊最著名的医学家希波克拉底在著名的《希波克拉底誓言》中也讲述了从医者必须具备的品质，其中即有"凡入病家，均一心为患者，切忌存心谋治或害人，无论患者是自由人还是奴隶，尤均不可虐待其身心。我行医处世中之耳闻目睹，凡不宜公开者，永不泄露，视他人之秘密若神圣"。所以，一个合格的医者，医疗技术与品德修养是并重的，缺一不可。

在学习本章后，要求学生能够达到以下目标。

一、知 识 目 标

充分认识现代医学模式；能够列举医师的责任与义务；能够列举常用的医患沟通方法。

二、能 力 目 标

能根据患者的情况运用不同的沟通技能，注重沟通的细节，进行良好的医患沟通。

三、素质（德育）目标

养成以患者为中心的责任意识，注重沟通的作用，从而达到增进医患信任度、发展和谐医患关系的目的。

第二节　职 业 素 养

一、医学模式的转变

医学模式即医学观，是人们在漫长的健康认知和与疾病斗争的实践中形成的对医学的理解。一种医学模式影响着某一时期医学实践的思维和行为方式，是人们研讨医学问题时所遵循的总原则。

随着人类历史的发展，医学模式也在发生着转变：古代的医学是神灵主义医学模式；到了公元前 6 世纪前后，自然哲学医学模式逐渐取而代之；欧洲文艺复兴时期机械论医学模式开始形成；从 16 世纪开始，生物医学模式成为医学的标志和核心；而随着人类社会进步，到 20 世纪 70 年代，美国罗切斯特大学的恩格尔提出的生物—心理—社会医学模式又逐渐占据了主要地位。

生物医学模式是 16 世纪医学发展的基础，建立在生物科学的基础之上，反映了病因、宿主与自然环境之间的变化规律。生物医学模式认为，所有的疾病都必然能够在器官、细胞、分子水平上找到可以观测的形态学或化学改变，都可以确定特定的病因，因而都应该能够找到相应的治疗方法。但是，随着社会和环境的改变，人们发现危害人类健康的许多疾病的致病因素并非单纯的生物病因，还与社会环境、个人行为、生活方式等因素有关，还有许多疾病的生物因素是通过社会与心理因素起作用。所以，医学模式逐渐从生物医学模式过渡到了生物-心理-社会医学模式。

二、医患关系模式的转变

医学模式的转变引起了相应的医患关系模式的转变。

（一）医患关系

医患关系是在医学活动中产生的人与人的相互关系。狭义的医患关系仅指医学活动中医师与患者之间的关系；广义的医患关系涉及广大医务人员（包括医师、护士、医技人员、医疗行政和后勤人员等）与患方（包括患者、亲属、监护人及单位组织等）之间的相互关系。医患关系主要包括两个方面。

1. 是医师与患者单纯的人际关系，是最普遍、最基本的社会人际关系，体现了人与人之间的平等、尊重、信任及诚实。

2. 是技术方面的医患关系，指在患者就医过程中，医务人员与患者（及其家属）围绕诊疗的技术性问题而建立的关系。

（二）医患关系模式

医患关系模式是在医学实践活动中的医患双方相互间的行为方式，一般分为 3 种类型。

1. 主动-被动型 这是最传统的医患关系模式。在医疗活动中，医师是绝对权威，完全把控了医疗的主动权、决策权，一般适用于急症、重伤等患者意识丧失情况下的抢救。

2. 指导-合作型 它是现代医患关系的基础模式。在这种模式中，医师仍有主导地位，但患者可以在一定的条件下适度地表达自己的意志。医患之间的互动，有助于形成良好的医患关系，有助于建立相互信任及合作的医患关系，提高医疗效果。一般适用于神志清醒的急性病或垂危患者的就医过程。

3. 共同参与型 在这种医患关系模式下，医患处于平等的地位，医师认真听取并尊重患者的想法，医患双方共同制订并积极实施医疗方案。在这种医患关系中，医患双方能够进行更多的沟通，达到医患相互理解、共同努力对抗疾病的效果。这种模式一般适用于慢性病患者的诊疗。

三、医者的人文修养

医学模式和医患关系模式的转变促使医者的人文修养得到了进一步的发展。医学的使命是拯救生命，自古以来，医家就强调"医者仁心""医乃仁术"，因此，医学是非常具有人文精神的学科，医师应是最富有人情味的职业。

医者的人文修养指的是在医学领域中医者的人文综合品质，是医者必备的基本素质，包括在医学的实践活动中，关注生命，坚持生命价值优先的人道主义原则和人本主义原则；在医患关系中，强调尊重人格尊严、人人平等的原则。在医疗实践中，良好的人文素质、适度的人性关怀是和谐医患关系、化解医患矛盾的良药。

医疗行为本身具有很大的风险性，如诊断有风险，因为可能会误诊；用药有风险，因为药物有不良反应；手术风险更大，因为出血、损伤、感染随时会出现等。医学的风险不仅存在于疾病的复杂性、对疾病认知的局限性，也包括医者的技能欠佳、责任心缺失和经验不足。对医师而言，书本是老师，前辈是老师，但患者才是最重要的老师。患者是疾病的展现者，是真正使医师医疗能力提高的人。因此，医者要敬畏患者，因为患者把生命和健康交给了医者，是患者成就了医者。

医者的人文修养包括文学、艺术、哲学等很多方面。科学家追求的是理智，艺术家需要丰富的情感，而医师则要把热烈的情感和冷静的理智集于一身。中国工程院院士、北京协和医院妇产科主任医师郎景和先生认为，做医师要有"四性"，即"仁性：仁心、仁术、爱人、爱业；悟性：反省、思索、推论、演绎；理性：冷静、沉稳、客观、循证；灵性：随机、应变、技巧、创新"。

四、医者的职业精神

医学在发展过程中形成了一种对医务人员行为规范和社会责任的认知，它是以医学人文精神为中心的价值理念，体现了医学存在和发展的本质，维护了医学的神圣和崇高，这就是医学职业精神。医学职业精神与医学人文具有内在的同一性——关爱生命，是医学人文在医学实践中的职业体现。将患者的利益放在首位，是医学职业精神的核心，也是关爱生命的具体表现。

医学职业精神展现着医学人文的具体内容：当患者的利益与医师的个人利益发生矛盾时，医师应以患者的健康利益为先；不能以任何发展医学科学的名义损害患者的利益；不允许以社会、集体的名义牺牲患者的健康利益。

第三节　医者的义务

为了维护医患关系，医患双方应该了解各自享有的权利及应该履行的义务。权利包含了自由、资格、能力和利益；义务则意味着约束、要求与责任，具有强制性。医患权利与义务互相依存、互为前提。限于篇幅，本章仅针对医者的义务进行探讨。

一、谨慎诊疗义务

诊疗义务是指接诊患者过程中，医者运用医学知识和技术，对患者进行问诊、医学检查、诊断、治疗等，在诊疗过程中，医者要严格遵守医疗规范和各项操作规范谨慎诊疗，如亲自、及时诊疗，以及严密观察患者病情变化、严格执行各项查对制度等。因为医学科学仍存在太多未知，诊疗结果具有很强的不确定性，因此，诊疗义务并不包括必须治愈疾病。

二、抢救急危患者义务

医疗行为具有责任性。《中华人民共和国执业医师法》和《医疗机构管理条例》规定，对急危重患者，任何医疗机构不得以任何理由拒绝抢救，即使不具备条件，也应采取一定的抢救措施，在做好转院的准备工作后方可转院治疗，否则不能作为免责的缘由。

三、转　诊　义　务

在实际的医疗活动中，转诊是非常常见的。对于应当转诊却故意拖延，以致延误患者病情、造成不良后果的，要追究相关医疗机构的责任。但转诊也必须符合相应的规定，如危重患者因本院条件所限不能诊治，应征得患者同意并提前与转入医院联系，及时转诊；预计患者转院途中可能加重病情甚至有死亡风险的，应先行留院处置，待病情稳定或危险过后再转院，必要时派医护人员护送转院。

四、按规范书写和保管病历资料的义务

病历是患者在医院诊治过程中的原始记录，是进行医学鉴定的主要资料。病历书写有一定的时限规定，并有严格的书写格式，相应医务人员必须及时签名，严禁涂改、伪造、隐匿、销毁或者抢夺病历资料。医疗机构应当建立病历管理制度，设置专门部门或者配备专（兼）职人员，具体负责本机构病历和病案的保存与管理工作。

五、告　知　义　务

随着医学模式由生物医学模式向生物-心理-社会模式转变，人们越来越重视医疗机构或医务人员的告知义务。我国 1994 年颁布实施的《医疗机构管理条例》及《医疗机构管理条例实施细则》对签字同意制度作出了规定，自此告知义务进入了法律。《中华人民共和国执业医师法》自 1999 年 5 月 1 日起实施，其中第二十六条规定："医师应当如实向患者或者其家属介绍病情，但应注意避免对患者产生不利后果。"告知义务是为了保障患者的知情同意权，因此，履行告知义务的基本原则

是医疗机构及医务人员向患者本人告知，只有在不能或不宜向患者本人告知时，才可以向患者的近亲属告知说明。《侵权责任法》第五十五条规定："医务人员在诊疗活动中应当向患者说明病情和医疗措施。需要实施手术、特殊检查、特殊治疗的，医务人员应当及时向患者说明医疗风险、替代医疗方案等情况，并取得其书面同意；不宜向患者说明的，应当向患者的近亲属说明，并取得其书面同意。"告知有书面告知、口头告知和公示告知等 3 种形式。违反告知义务要承担法律责任。

六、保护患者隐私的义务

隐私权是指公民享有的私人生活安宁与私人信息依法受到保护，不被他人非法侵扰、知悉、搜集、利用和公开等的一种人格权。在医疗活动中，因诊疗工作的需要，医务人员不可避免地要接触患者的隐私，包括患者的病史、隐私部位等，法律规定医疗机构及医务人员负有保护患者隐私的义务。患者的信息也会如实地记录在病历中，所以医方还需要保管好患者的病历，泄露患者隐私需要承担法律责任。同时，患者亦享有对自己身体的隐秘部位在医疗目的之外不被他人触摸、观看、拍照、录像的权利；患者在隐私受到侵害时，有权进行制止和维护；患者可以按照自己的意志决定自己的隐私是否可以被医疗机构、医务人员，以及他人利用的自决权。

第四节　医患沟通

医患沟通是在医疗卫生和保健工作中，医患双方围绕诊疗、服务、健康及心理、社会等相关因素，以患者为中心，以医方为主导，将医学与人文相结合，通过医患双方各有特征的、全方位信息的多途径交流，使医患双方达成共识并建立信任合作关系的行为。通过医患沟通，可以指引医护人员为患者提供更加优质的医疗服务，从而达到维护健康、促进医学发展的目的。

随着现代社会经济的快速发展，人们的观念、心理、需要、行为也随之发生了巨大的变化，医务人员仅专注疾病本身的行医方式已经不能适应经济社会的发展要求。只有在诊疗过程中强化人文关怀，鼓励患者的参与和配合，才能帮助医患构筑共同的思维与语言，攻克更多复杂的疾病。加强医患沟通作为医疗卫生行业提升工作效率、提高治疗效果和保证服务质量的重要途径，已成为迫在眉睫的必要工作。医患沟通的技能主要体现在以下几方面。

一、口头语言沟通的技能

语言是人际交流的重要工具，所以语言艺术是医者必须掌握的重要职业技能。口头语言是医德内涵的表达方式，是医疗活动的生动呈现，更是医患合作的基础。因此，医者面对患方，应当讲究语言交流技巧，既要善于倾听患者的倾诉，又能熟练运用职业性语言，同时注意创造乐观的语境，多用亲切平和的语气与患者进行开放式沟通。

二、肢体语言沟通的技能

肢体语言沟通主要是指非语词性沟通，包括面部表情、目光、身体姿势及动作和行为等方面。在医患交流中，医师如能准确地理解、认识并运用肢体语言，沟通会达到事半功倍的效果。医患接触时，患者首先感受的是医师的举止、风度、语言等表现，得体的仪表、和蔼可亲的言谈举止可使患者产生尊敬、信任的心理，增强战胜疾病的信心。眼睛是心灵的窗户，医者要善于运用目光作用于患者，使患者感受到鼓励和关心，更要细心体察患者目光中所提示的信息，促进双方的良好关系。身体姿势能反应个体的情绪状态，医者应注意观察并读懂患者身体姿势的含义。同时，恰当的医患接触常会对患者产生良好的效果，如搀扶患者下床活动、握住患者的手表示安慰等，都是表达医者善意的接触性沟通。

三、书面语言沟通的技能

与语言沟通相比，书面沟通具有内容清晰明确、具有证据力等优势，是维护医患双方权益的重要保障。如诊疗过程中各种知情同意书、协议书，就是医务人员向患者或其亲属介绍疾病诊断情况、治疗措施、检查的目的与结果、患者的病情及预后、某些治疗的利弊、药物不良反应、手术方式、手术并发症及防范措施、医疗费用情况等的书面沟通。

第五节　试题精选与答案

1. 现代医学模式是指（　　　）
   A. 生理模式　　　　　　　　B. 生物医学模式
   C. 社会模式　　　　　　　　D. 生物-心理-社会医学模式
2. 医疗服务中正确的服务理念是（　　　）
   A. 以患者为中心　　　　　　B. 以营利为主
   C. 以家属为中心　　　　　　D. 以医师为中心
3. 以下关于医患沟通在临床实践中的作用，不正确的是（　　　）
   A. 医患沟通有助于完善医疗过程，提高医疗质量
   B. 医患沟通有助于提高医疗费用
   C. 医患沟通有利于有效治疗疾病，提升医疗质量
   D. 医患沟通有助于维护医患双方的利益
4. 医患沟通中体现以人为本精神的是（　　　）
   A. 保护医务人员的人格　　　B. 以患者为中心，给予患者全方位的服务
   C. 尊重医务人员的劳动　　　D. 其他选项均正确
5. 和谐有效的医患沟通对（　　　）有积极作用
   A. 其他选项均是　　　　　　B. 推进准确诊断
   C. 减少漏诊、误诊　　　　　D. 降低平均住院日
6. 下列不利于医患沟通的语言方式是（　　　）
   A. 注意专注倾听　　　　　　B. 通俗表达医学语言
   C. 随意评价他人的诊疗工作　D. 多用亲切平缓的语气
7. 影响交流与沟通的因素是（　　　）
   A. 指导不明确、语言使用不当　B. 沟通环境不良
   C. 其他选项均是　　　　　　D. 未注重人文关怀、忽视知情权
8. 关于沟通以下错误的是（　　　）
   A. 第一印象是很顽固的，他能在最初给人以很大的影响，甚至长期不会改变
   B. 说服他人就要采取强硬的措施
   C. 医患沟通要重视患方的知情同意权
   D. 称呼要与不同国家、地区和不同的风俗文化相适应
9. 下列身体语言不恰当的是（　　　）
   A. 谈话中随意接打手机　　　B. 与患者保持适当距离
   C. 与患者保持适当的眼神接触　D. 注重衣装整洁
10. 下列医患沟通中，倾听表现正确的是（　　　）
    A. 快速作出反馈　　　　　　B. 关注对方
    C. 眼神接触　　　　　　　　D. 其他选项均正确

答案

1. D　2. A　3. B　4. D　5. A　6. C　7. C　8. B　9. A　10. D

（王惠君）

第二章 无 菌 术

第一节 课程教学目标

在人体和周围的环境中存在大量微生物。在注射、换药、插管、手术等操作过程中，如不遵守无菌原则，微生物可通过接触、飞沫、空气等各种途径进入伤口，引起感染，甚至危及患者的生命。所以，无菌术是医院应用最广泛的基本规范。

无菌术的内容包括灭菌、消毒、相关操作规则及管理制度。灭菌是指杀灭一切活的微生物，包括芽孢。消毒则是指杀灭病原微生物和其他有害微生物，但并不要求清除或杀灭所有微生物。从临床角度，无论灭菌或消毒，都必须杀灭所有致病微生物，才能达到无菌术的要求。通常来说，对应用于手术区域或伤口的物品需按灭菌要求进行处理，即预先用物理或化学方法把相关物品上所有的微生物彻底消灭；患者的皮肤、手术人员的双手及手臂、某些特殊手术器械、手术室内的空气等均应按消毒的标准进行处理，杀灭病原微生物和其他有害微生物。

无菌术的内容不仅涉及各种灭菌和消毒的方法，相关操作规则及管理制度也非常重要。医务人员在医疗、护理操作过程中，须遵循操作规则，保持无菌物品、无菌区域不被污染，防止病原微生物侵入人体。所有医护人员都必须自觉遵守、严格执行这些规则及制度，确保无菌术的有效实施。

通过本章的学习，希望学生能达到以下目标。

一、知 识 目 标

1. 能够复述无菌术的概念，树立良好的无菌观念，有目标地进行各种相关的训练。
2. 能够列举各种消毒、灭菌的方法和无菌术相关的操作规则、管理制度。
3. 能够条理清晰地对各项外科常用操作的无菌要求进行梳理。
4. 能够熟练复述手消毒、手术区域消毒规则及穿脱无菌手术衣、戴无菌手套的方法。

二、能 力 目 标

1. 能够在各项外科操作中熟练运用无菌术，注重无菌操作的细节，领悟无菌术的要义，各种操作严格遵守无菌操作规则，符合无菌制度要求。
2. 可以熟练、快速、有效地进行外科手消毒、患者手术区域消毒、铺手术巾单，以及正确穿脱无菌手术衣、戴无菌手套。

三、素质（德育）目标

1. 明确严格要求无菌术的意义，熟知每一项操作对无菌术的要求，树立无菌观念。
2. 通过学习，养成强烈的爱患意识，从维护患者健康出发，严格遵守无菌规范，减少感染概率，促进患者尽快康复。
3. 在严格的实训中，逐渐产生作为医疗从业者的责任感与职业自豪感。

第二节 常用的消毒和灭菌方法

一、高压蒸汽灭菌法

高压蒸汽灭菌法是利用热力使微生物蛋白质变性和凝固，从而消灭微生物，达到灭菌的目的。

此法效果可靠,是目前医院内应用最多的灭菌方法。高压蒸汽灭菌器有下排气式和预真空式两种(表2-1)。

下排气式高压蒸汽灭菌器有手提式、卧式及立式等不同样式,其灭菌室由一个双层壁的锅炉构成,可耐高压。随着蒸汽在灭菌室内积聚,室内压力和温度逐渐增高,当灭菌室内压力和温度达到一定的水平,并持续一定的时间,就能杀灭包括细菌芽孢在内的所有微生物。

预真空式蒸汽灭菌器比下排气式蒸汽灭菌器更为先进。应用时先抽空灭菌器内的空气,使灭菌室达到真空状态,利于蒸汽的穿透,从而缩短灭菌过程。

高压蒸汽灭菌法可用于大多数医用物品的灭菌,使用时的注意事项如下。

1. 灭菌时间计算应从灭菌室内达到要求的温度、压力开始,至达到灭菌效果为止。

2. 灭菌室内装载量要求。下排气式蒸汽灭菌器为柜室容积的10%～80%,预真空式蒸汽灭菌器为柜室容积的5%～90%。灭菌物品不宜排列过密,以免妨碍蒸汽透入,影响灭菌效果。

3. 灭菌物品包不用绳扎,不能过紧;体积不能太大,要小于40cm×30cm×30cm;灭菌包内、外均需放置灭菌指示纸带,当达到灭菌效果时灭菌指示区由无色变为黑色。

4. 灭菌物品应注明有效日期,高压蒸汽灭菌的物品有效期通常为2周。

表 2-1 高压蒸汽灭菌器灭菌参数

设备类型	物品类别	温度(℃)	所需时间(min)	压力(kPa)
下排气	敷料	121	30	102.9
	器械	121	20	102.9
预真空	敷料、器械	132～134	4	205.8

二、化学气体灭菌法

不能耐受高温、湿热的物品,如电子仪器、内镜及导尿管等橡胶制品的灭菌常用化学气体灭菌法进行灭菌。目前主要采用环氧乙烷气体灭菌法、过氧化氢等离子体低温灭菌法、甲醛蒸汽灭菌法等。

三、煮 沸 法

煮沸法简单、方便、实用,效果可靠,适于金属器械、玻璃制品及橡胶类物品的消毒和灭菌。水煮沸至100℃并持续15～20min即可消灭一般细菌,煮沸1h以上带芽孢的细菌也能被杀灭。高原地区可采用压力锅,煮沸10min即可达到灭菌效果。

四、药液浸泡法

锐利手术器械、内镜等可以用化学药液浸泡进行消毒和灭菌。临床上应用最广的是2%中性戊二醛,浸泡30min达到消毒效果,浸泡10h可灭菌。常用于化学药液浸泡消毒的还有10%甲醛、70%乙醇、1:1000苯扎溴铵和1:1000氯己定等。

五、干热灭菌法

适用于玻璃、粉剂、油剂等耐热、不耐湿及气体不易穿透物品的灭菌。160℃环境下维持2h,或170℃下1h,或180℃下30min,即可达灭菌效果。

六、烧 灼 法

在紧急情况下,可用90%乙醇烧灼器械达到消毒效果,但因易使器械变钝、失去光泽,所以不能作为常规消毒方法。

七、电离辐射法

用钴释放的 γ 射线或者加速器产生的电子射线对医疗耗材（如一次性注射器、丝线）和某些药品进行灭菌，一般在工业化生产时使用。

第三节　手术中的无菌原则与手术室管理制度

一、手术中的无菌原则

手术是外科的主要治疗手段之一，属于有创操作的范畴。手术会破坏患者的皮肤、黏膜保护层，使外界微生物有了侵入机体的机会。为了保证患者的安全，首先需要形成一个相对无菌的手术环境，即手术所用的器械、敷料均需灭菌或消毒；手术人员要进行手消毒、穿无菌手术衣、戴无菌手套；患者手术区域要消毒并覆盖无菌巾单。同时，在手术过程中需要所有参与手术的人员严格遵守统一的操作规则来保持无菌环境不被破坏。手术中应遵循的无菌操作规则如下。

1. 明确手术中无菌区域。所有手术人员必须明确手术台上的无菌区域，严格维持无菌区域的无菌状态，且所有的操作均不能超越边界。手术无菌区域分为两部分：一是参与手术人员穿无菌手术衣、戴无菌手套之后，个人的无菌区域为肩部以下、腰部以上、两侧以腋中线为界的身前区及双侧手臂；二是铺盖了无菌巾单的手术台及器械车台面部分。注意台面边缘以下部分视为有菌区域。

2. 手术中如果手术人员所穿的无菌手术衣或戴的手套发生破裂或意外污染，应及时更换。

3. 手术中覆盖的无菌巾单如被浸湿则不能维持有效的无菌隔离作用，需及时加盖干燥的无菌巾单。

4. 无菌物品不能跨越有菌区传递或使用，如不能在手术人员的背后传递手术物品；坠落到无菌台面边缘以下的物品按污染处理。

5. 手术清点制度。手术开始前要清点器械、敷料，关闭体腔和手术结束前也都需要清点、核对器械、敷料，无误后才能进行相关操作，以免遗漏物品，引起严重后果。

6. 因常规消毒方法无法杀灭皮肤、汗腺深部的微生物，随着手术进行这些微生物可能会移行引起感染，所以在皮肤切开和缝合前，须用 70%乙醇再次消毒切口及其周围皮肤。同时，在手术过程中切口边缘应使用大纱布、无菌手术贴膜或切口保护器进行保护，切口周边至少覆盖 4 层无菌巾单。

7. 在打开空腔脏器或对感染组织进行操作之前，要先用纱布垫保护周围组织，以避免或减少污染。

8. 在手术过程中，手术台同侧手术人员如需调换位置，一人应先退一步，转身，两人背对背，移动到相应位置后，再转身，向前到达指定位置。

9. 为保持良好的无菌环境，手术参观人员不应超过 3~5 人，且应与手术人员和无菌器械台保持 30cm 以上的距离。

10. 为减少环境空气污染手术的可能性，手术时要关闭手术室门；空调机风不能吹向手术区，同时尽量减少人员走动。

11. 所有参加手术人员必须严格遵守无菌制度，保持高度的责任感。对于不能确定是否被污染的物品，一概按污染物品处理。

二、手术室的管理制度

手术室是进行手术治疗的主要场所，对环境的要求非常严格。为确保洁净的环境，手术室有着严格的管理制度，如消毒、卫生制度；灭菌、消毒物品的保存和监测制度；术后器械物品的清洁、消毒流程等。手术室关于无菌术的管理制度如下。

1. 手术室的建筑应布局合理，符合功能流程；标识清晰，洁、污分区明确；设立物流双通道，并区分设置工作人员出入通道、患者出入通道。

2. 工作人员应提前经工作人员通道进入手术室区域进行手术前准备，如更衣、核查患者信息、核对器械等。

3. 现代化的手术室采用层流技术，在手术间内形成正压环境，控制气流从洁净度高的手术区域流向洁净度低的区域，形成一个密闭的洁净环境。因为手术间内的气压大于室外的气压，开门时只能是室内的洁净空气向外流出，室外的空气不会进入室内。但频繁开门会使手术间内的正压降低，此时就会有少量室外的空气进入室内，使手术间内空气的洁净度降低，因此，手术过程中尽量减少开门次数，禁止开门做手术。

4. 择期手术应提前 1 天通知手术室，如有更改需提前通知。同一手术间择期手术的安排，原则为先做无菌手术，后做污染手术。对于乙型肝炎、梅毒等特殊传染病患者的手术应安排在无传染病患者之后，或在专门的手术间手术。

5. 手术室的工作区域每 24h 需清洁消毒一次，每周进行彻底清扫一次，包括地面、墙面、室顶部、仪器设备表面等。每月做手术室空气细菌培养、消毒物品的细菌培养和术者洗手后手的细菌培养，强化监管，排查隐患。

6. 特殊感染患者所用手术器械应先经特殊消毒药物处理后再清洗及高压蒸汽灭菌；引流物及引流瓶经消毒溶液浸泡后倒入指定容器，由医院统一处理；用过的敷料、巾单等集中送至消毒供应室专缸处理。

7. 参观手术者应严格遵守手术室无菌制度，每间手术间参观人数不超过 3~5 人，室内总人数一般不超过 15 人。

第四节　手术人员的无菌准备

所有参与手术的人员都应按照无菌术的要求进行手术前准备。

一、一般准备

进入手术室前先修剪指甲、清除积垢；更换穿手术室的清洁鞋和刷手衣，贴身衣服不能超过刷手衣边缘；戴好帽子和口罩，帽子要盖住全部头发，口罩要遮住口鼻；耳部、颈部、双臂不应佩戴饰物（图 2-1）。手、臂部有破损或感染时，不能参加手术。

二、外科手消毒

人体皮肤表面存在着大量的微生物，一部分为松散的附着在皮肤表面的暂居微生物，较易清除；另一部分则是存在于皮肤皱褶和毛孔等皮肤深部的常居微生物，如凝固酶阴性葡萄球菌、棒状杆菌类等，不易被摩擦等方式清除。在进行手术操作前，手术人员必须尽可能地清除手部和手臂上的微生物，以避免引起患者感染。外科手消毒能清除皮肤表面几乎所有暂居微生物和少部分常居微生物，但随着手术时间的延长，深藏的常居微生物可逐渐移行到皮肤表面，所以在手术时，还要穿无菌手术衣和戴无菌手套，以防止这些微生物污染伤口。外科手消毒包括清洁和消毒两部分。

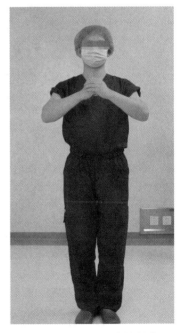

图 2-1　进入手术室的装束

（一）清洁

清洁的范围是自手端至肘上 10cm。

1. 先用皂液或洗手液，按七步洗手法清洗双手并清洗手臂，去除表面各种明显可见的污渍，冲洗干净。

2. 刷手。整个刷手过程双上肢活动空间限于上不过肩、下不过腰、两侧不过腋中线，且始终保持手高肘低位，使清洗液只能自手部流向肘部，以保持手部是最清洁的部位。整个刷手范围要分段，并且两臂交替刷洗。以下按照手、手腕到肘下 10cm、肘下 10cm 到肘上 10cm 三段为例讲解如何进行刷手。

（1）取无菌毛刷。拇指与四指相对拿起毛刷，掌心腾空避免碰触刷毛。毛刷两侧都有刷毛，须注意一侧刷毛固定刷一侧手臂，不能混用。传递毛刷时两手不要碰触，尽量保持手的清洁度。

（2）刷手部时特别注意甲缘、甲沟、指蹼等处。刷手的方法有多种，原则相同，殊途同归，下面以常用的一种刷手法为例进行讲解（图 2-2）。首先刷手指尖端，包括甲缘（图 2-2A）和甲沟（图 2-2B、图 2-2C）；然后五指分开，自拇指桡侧根部起依次刷五指的指侧、指尖及指蹼，至小指尺侧根部止（图 2-2D）；最后五指并拢，自指尖至手腕依次刷手掌（图 2-2E）、手背（图 2-2F）。刷完一只手，传递毛刷，刷另一只手。

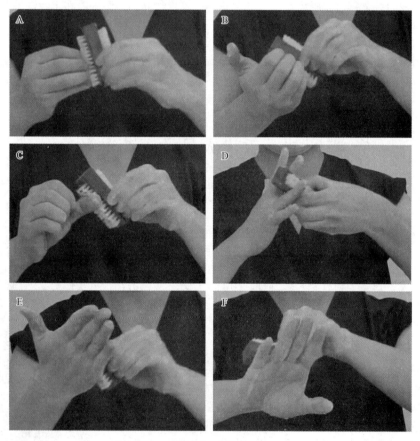

图 2-2　刷手

A. 刷指尖；B. 刷四指甲沟；C. 刷拇指甲沟；D. 刷指侧及指蹼；E. 刷手掌；F. 刷手背

（3）手部刷完后，旋转手臂，顺序、交替刷手腕到肘下 10cm 及肘下 10cm 到肘上 10cm 两段（图 2-3）。刷完一遍后，将毛刷扔到回收桶内，手高肘低位冲洗干净。整个过程（包含扔毛刷）均需保持手高肘低。

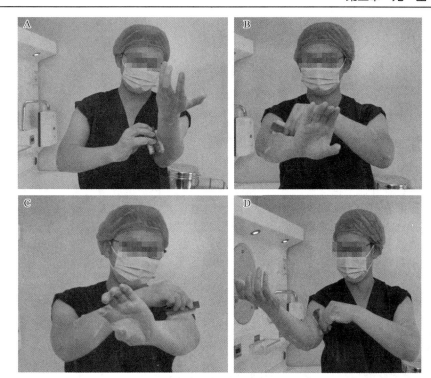

图 2-3　刷手臂

A、B. 刷手腕到肘下 10cm；C、D. 刷肘下 10cm 到肘上 10cm

（4）相同方法刷肘上 3 遍，第一遍肘上 10cm，第二遍肘上 8cm，第三遍肘上 6cm，共 10min。

（5）3 遍刷洗完毕，用无菌毛巾或纸巾由指尖向上臂方向擦干，擦过肘上的毛巾或纸巾不能再擦手部，擦过一侧手臂的毛巾或纸巾不能擦对侧。使用过的毛巾或纸巾扔至指定回收桶（图 2-4）。

（二）消毒

消毒的范围是自手端至肘上 6cm，小于清洁范围。常用的手消毒剂有乙醇、异丙醇、氯己定、碘伏等。传统的手臂消毒法是乙醇浸泡法，将手和前臂浸泡在 70% 乙醇或 1：1000 苯扎溴铵内5min 达到消毒效果，浸泡溶液在使用 40 次后即需更换，重新配制。现代应用的新型手消毒剂使手

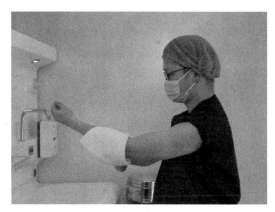

图 2-4　擦干

消毒更加简化、方便，可用"七步洗手法"将消毒液依次涂抹到需要消毒的范围内，可达到外科手消毒标准。

1. 七步洗手法消毒　先将消毒液置于掌心，开始消毒。具体步骤如下。

（1）内：五指并拢，手部伸直，双手掌侧面贴合紧密，相对移动，将消毒液均匀涂抹在手的掌侧面。注意不要翘手指，掌心要贴合确实，否则消毒液不能涂满手掌，消毒效果无法保证（图 2-5）。

（2）外：五指分开，十指交叉，一只手手掌放在另一只手手背，相互移动，将消毒液均匀涂抹在手的背侧面、手指缝的背侧缘，侧面看整个手掌在一个平面上。交替上下手，同法消毒另一手手背（图 2-6）。

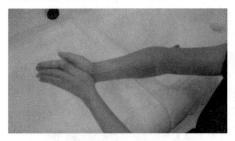
图 2-5 七步洗手法（内）

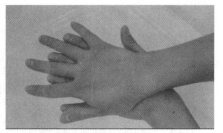
图 2-6 七步洗手法（外）

（3）夹：五指分开，十指交叉，掌面相对，相互移动，将消毒液均匀涂抹在手的掌侧面、手指缝的掌侧缘，侧面看整个手掌在一个平面上。这个动作与第二个动作是互补的（图 2-7）。

内、外、夹这 3 个动作将消毒液均匀涂抹于手部，顺序不可改变。

（4）弓：加强手指背侧皮肤皱褶消毒。双手四指并拢弯曲相扣，一手拇指自指跟至指尖将消毒液均匀涂抹到手指背侧，注意不要忽略拇指。同法消毒另一只手指背侧皮肤皱褶（图 2-8）。

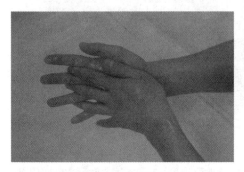
图 2-7 七步洗手法（夹）

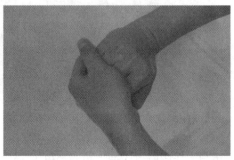
图 2-8 七步洗手法（弓）

（5）大：加强拇指。拇指在对掌活动中功能重要，不能替代。两手虎口相对，握住一只手拇指前后旋转，将消毒液涂抹于拇指上。同法消毒另一只手的拇指（图 2-9）。

（6）立：加强手指尖部消毒。一只手掌心凹陷，形成"小碗"状，将消毒液置于掌心，另一只手五指指尖并拢，置于消毒液中，顺甲缘方向滑动，消毒手指尖端（图 2-10）。

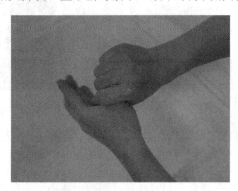
图 2-9 七步洗手法（大）

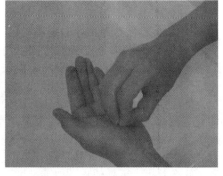
图 2-10 七步洗手法（立）

弓、大、立这 3 个动作属于加强手部细节部位消毒，顺序可改变。

（7）腕：即手臂消毒。一手五指并拢，置于对侧手腕，两手同时旋转，依次将消毒液涂抹于手腕至肘上 6cm 处，同法消毒对侧手臂（图 2-11）。

最后可用消毒液单独涂抹一遍双手。

2. 消毒过程中注意事项

（1）整个消毒过程始终保持手高肘低位，且活动空间限于上不过肩、下不过腰、两侧不过腋中线的范围内。

（2）每个消毒动作要 5 次以上，时间 15s 以上。

（3）消毒手臂时，注意随着被消毒手臂的旋转，涂抹消毒液的手依次向手臂上端单向移动，呈"叠瓦状"，不要留白。如有遗漏，不能回消，需消毒到肘上 6cm 后再加一遍消毒。

（4）根据消毒液类型的不同，消毒次数不同。现有部分高效消毒液一次涂抹即可达到消毒效果，但要求消毒手法娴熟准确，因为一旦留白，留白处就没有达到消毒效果。故建议初学者消毒 3 遍，依次缩小消毒范围，以避免遗漏。

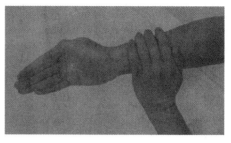

图 2-11　七步洗手法（手臂消毒）

（5）手及手臂消毒完成后，需使用"拱手位"保护消毒范围，即双手拱手距胸口约 30cm，上不过肩、下不过腰、两侧手臂张开离开衣物，保持手高肘低，不可触碰任何未消毒物品（图 2-12）。

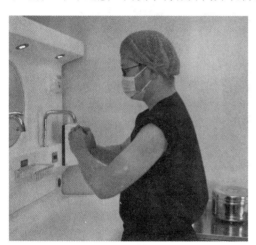

图 2-12　拱手位

三、穿无菌手术衣和戴无菌手套的方法

外科手消毒完成后，需要按无菌术的要求，穿上无菌手术衣，戴无菌手套。

（一）穿无菌手术衣

1. 分清消毒区与灭菌区。手术者手、臂部是消毒的，而手术衣是灭菌的，所以拿手术衣时需注意，手术衣是反叠的，手碰触的应是手术衣的里面，手术衣的外面是不能碰触的。

2. 拿取叠放着的无菌手术衣，站在比较空旷的区域，面向无菌区准备穿手术衣。注意拿取手术衣时只能触碰手术衣，不可触碰无菌台上的其他物品，以免污染。

3. 一手托手术衣前伸，远离胸前，双手打开手术衣，分辨手术衣的前后及上下（图 2-13）。

4. 用双手分别提起手术衣衣领的里面两端，轻轻抖开手术衣，消毒后的手碰触的手术衣的里面面向自己。衣服与身体一臂远近，将手术衣向上轻抛，双手顺势插入袖筒，向前平举伸直，不可高举过肩、下垂过腰（图 2-14）。

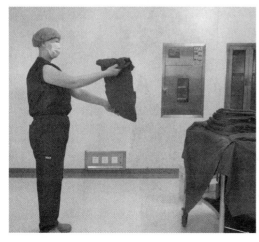

图 2-13　分辨手术衣前后及上下

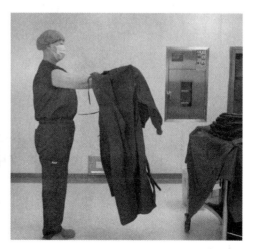

图 2-14　展开手术衣

5. 巡回护士在术者背后抓住衣服系带或衣领里面，往后轻拉手术衣，使术者双手伸出袖口，并系好手术衣背部系带。注意巡回护士不可触碰手术衣外面及术者双臂（图2-15）。

6. 系带。现在医院常用的手术衣有两种不同制式，即递带式手术衣与包背式手术衣，其系带位置不同，系系带的时间和方法不同。

（1）递带式手术衣：系带垂于腰下，所以术者要在戴无菌手套前系系带。术者身体略向前倾，使系带悬垂离开手术衣，保护手肘处手术衣不受污染，双手交叉，使用示指与中指挑起左右系带送向后方，巡回护士在其身后接住系带，将系带在术者背后系紧。注意：术者手指仅仅挑起系带，切勿碰触手术衣；递送系带时注意双手交叉，系带不交叉；巡回护士手在整个过程中勿碰触术者的手及手术衣外面（图2-16）。

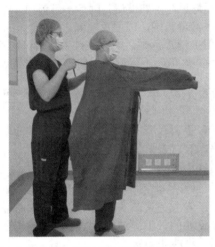
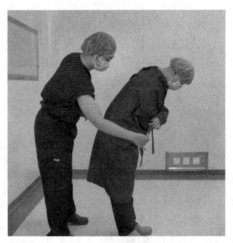

图2-15　巡回护士帮助穿手术衣　　　　图2-16　递带式手术衣系带递法

（2）包背式手术衣：打开手术衣时系带是在衣服前面腰部略上系好的，所以穿手术衣步骤略有不同。术者按上述方法穿上手术衣，由巡回护士帮助系好背部系带后，先戴无菌手套（手法见下文），自行解开胸前系带，将背侧系带递给器械护士或巡回护士用无菌持物钳夹住或递给自己戴好无菌手套的另一手术辅助，术者原地转身一周让手术衣包围背部，接回系带在胸前打结（图2-17）。

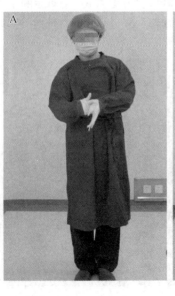
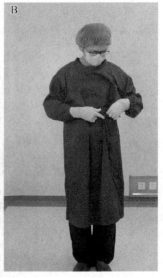

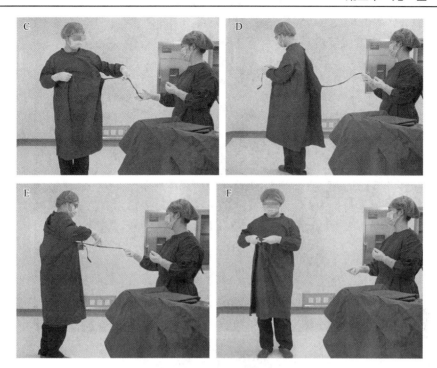

图 2-17 穿包背式手术衣
A. 先戴手套；B. 解开胸前系带；C. 将背侧系带递给器械护士；D. 旋转包背；E. 接回系带；F. 胸前打结

（二）戴无菌手套

1. 从打开的手套袋内将手套内包装取出，注意切勿触碰手套袋外面，以免污染双手。一只手托手套内包装，使两只手套的拇指相对，另一只手展开包装取出两只手套，拿出手套后将手套内包装扔到指定垃圾桶。注意双手只能接触手套向外翻折的套口部分，切勿碰到手套的外面无菌面（图 2-18）。

2. 左手捏住两只手套翻折处，右手合拢五指进入右手手套，对准手套五指分开手指插入戴好。右手四指合拢插入左手手套翻折部的内侧面固定手套，拇指外展避免碰触手套翻折面，左手同法戴手套，同时将手套翻折部压住手术衣袖口，与手术衣衣袖衔接（图 2-19）。

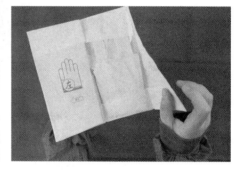

图 2-18 打开手套内包装

3. 用戴好手套的左手指挑起右手手套的翻折部，将手套翻折部翻回压住手术衣袖口，将手套与手术衣衣袖衔接（图 2-19F、G）。

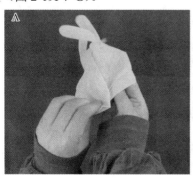

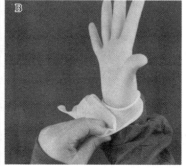

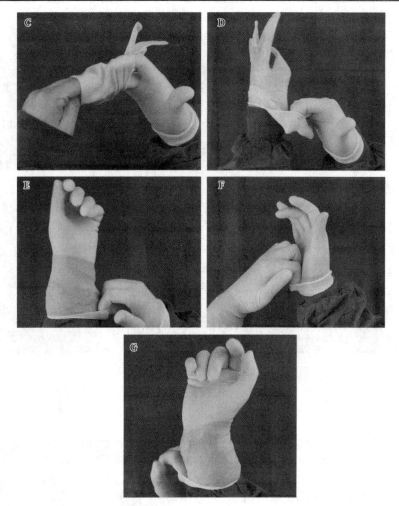

图 2-19 戴无菌手套

A. 合拢五指伸入手套；B. 分开五指进入相应指套；C. 四指伸入手套翻折部，外展拇指；D. 四指勾起手套翻折部；E. 手套与手术
衣衣袖衔接；F. 挑起手套翻折部；G. 手套与手术衣衣袖衔接

4. 戴手套后双手置于胸前，防止污染。

（三）脱手术衣和手套

为防止污染，手术结束后一般先脱手术衣，再脱手套。脱手术衣时，由巡回护士帮助解开系在背部的系带，包背式手术衣前面腰带需要术者自行解开。巡回护士与术者面对面站立，抓住手术衣衣领将手术衣由术者背部逐步向前反折后脱下。手套的手腕部分随衣袖的脱下翻转于手上，用戴手套的右手伸进手套翻折部勾住手套将左手手套脱下，然后右手从左手掌根部将左手手套推下。整个过程不应碰触手术衣、手套外面。

如果上一台手术是无菌手术，在保证手套未破、手及手臂保护良好未被污染时，下面连台手术可不必重新刷手，按操作规则重新涂消毒液进行手消毒后即可继续上台手术。如果前台手术为污染或感染手术，或手被污染，则必须重新刷手、手消毒后才能上台。

第五节　手术患者的准备

手术患者皮肤表面存在着大量微生物，如果做手术时这些微生物进入切开的组织，可能会引起感染，所以患者手术区无菌准备的目的是最大程度清除手术切口处及其周围皮肤上的微生物，减少手术部位相关感染。

1. 手术区皮肤如果毛发浓密，会影响消毒效果，且不利于手术野的显露时，应于手术前备皮，去除毛发，注意备皮时不要损伤皮肤；如果手术区域皮肤有损伤或感染灶，要推迟手术。

2. 嘱咐患者手术前沐浴，尤其注意手术区域皮肤的清洁，去除明显的污渍。

3. 除局部麻醉外，患者皮肤消毒应在患者麻醉且摆好手术体位后进行。

4. 消毒剂。传统的皮肤消毒方法是先用 2.5%～3%碘酊涂擦手术区一遍达到消毒目的，碘酊干燥后再用 70%乙醇涂擦脱碘两遍。虽然碘酊消毒效果好，但对皮肤、黏膜和深层组织的损害和刺激比较大。近年来，多种含活性碘或活性氯的皮肤消毒剂陆续用于临床。如现在临床广泛使用的碘伏消毒液，对皮肤刺激性小，过敏性小，一般涂擦 3 遍并晾干后即可保证消毒效果。

5. 消毒范围。手术区消毒范围要包括手术切口周围 15cm 以上的区域，如有延长切口的可能，应相应扩大皮肤消毒范围。

6. 消毒方向。消毒的方向原则上是从相对洁净区向相对不洁区进行。无菌手术由手术区中心部位向外涂擦；感染部位或肛门、会阴区手术，则从手术区外周向内涂擦。消毒操作单向进行，已经接触污染部位的棉球，不能再擦清洁处。

7. 消毒方法。手术区域的消毒一般由手术助手在进行手及手臂消毒后进行。取无菌卵圆钳稳固夹持消毒棉球中部，按正确消毒方向，叠瓦状消毒整个手术区域。注意消毒过程中卵圆钳始终保持钳柄高于钳尖端；消毒力度均匀适中，后一次消毒压前一次消毒痕迹 1/3 面积叠瓦状进行，不要留白；留白后不能返回消毒，完成此次消毒后再加一遍消毒即可；每一遍消毒范围都要比上一遍略小。以腹部手术为例（图 2-20）。

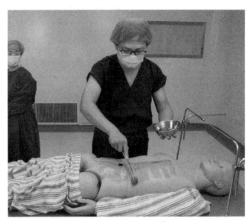

图 2-20　消毒

8. 铺单。患者手术区域消毒后，要铺无菌巾单，遮盖非手术区，仅显露手术所必需的最小皮肤区，尽量减少手术中的污染机会。一般小手术仅铺一洞巾即可。对于较大手术，必须分层铺小单、中单、大单，保证手术切口周围有 4 层或 4 层以上无菌巾单覆盖。铺单操作步骤如下。

（1）铺小单

1）铺小单方法：一般手术助手在完成患者手术区域的消毒后，直接铺小单。手术巾单由已穿好手术衣、戴好手套的器械护士递予，故注意接小单时切勿碰触器械护士戴无菌手套的手。近切口小单的边缘要折叠成两层。铺单原则上要先铺相对不洁区（如下腹部、会阴部），依次递进，最后铺操作者侧。以腹部手术为例，一般术者立于患者右侧，先铺会阴区，然后逆时针方向铺余下的 3 块小单，故第二块小单在术者对侧，第三块小单铺在患者头侧，最后一块小单铺在术者近侧。因此时术者仅身穿刷手衣，手臂为消毒状态，故铺单过程中切勿污染灭菌巾单；如果是已穿手术衣的手术者铺单，则第一块小单要先铺在靠近自己的一侧，以保护手术衣。小单一旦铺下，位置需要调整时，只能由近切口侧向远离切口侧移动，不能反向移动。如果小单离切口太远，则需加盖另一小单（图 2-21）。

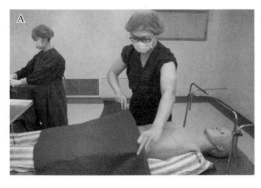

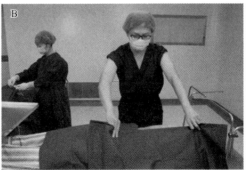

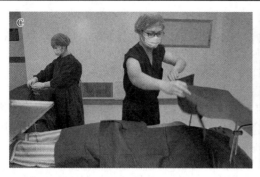
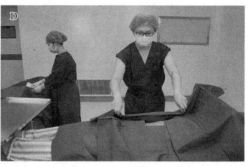

图 2-21　铺小单

A. 铺会阴侧小单；B. 铺对侧小单；C. 铺头侧小单；D. 铺近侧小单

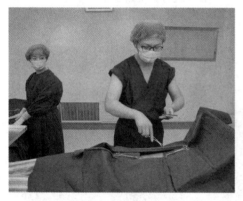

图 2-22　固定小单

2）小单固定：铺好小单后，为避免手术中小单滑动，需用布巾钳固定 4 个巾单交角处。注意巾钳锐利，不要损伤患者的皮肤（图 2-22）。

（2）助手再次以七步洗手法涂抹一遍消毒剂消毒手及手臂，然后穿无菌手术衣，戴无菌手套。

（3）铺中单及大单：由身穿无菌手术衣、戴无菌手套的两名术者协作铺无菌中单、大单。外展手术台边缘的巾单时应将戴无菌手套的双手保护在无菌单内，以避免碰到手术台周围其他未消毒的物品（如输液架）而污染。中单、大单的上端应盖过麻醉架和患者头部，下端应遮盖患者足部，边缘应下垂超过手术台边缘 30cm，保证手术过程中的无菌条件。依次铺足够数量的中单，遮盖除手术野外的其余皮肤（图 2-23）。然后将大单上的洞对准术野皮肤铺下（图 2-24）。

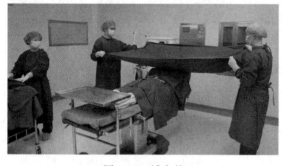

图 2-23　铺中单

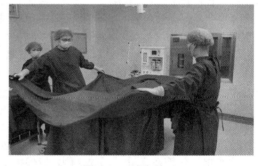

图 2-24　铺大单

第六节　试题精选与答案

1. 临床应用最广泛而有效的灭菌方法是（　　　）

A. 高温灭菌法　　　　　　　　　　B. 低温灭菌法

C. 电离辐射灭菌法　　　　　　　　D. 药物浸泡消毒法

E. 甲醛熏蒸消毒法

2. 无菌术内容不包括的是（　　　）

A. 消毒法　　　　　　　　　　　　B. 灭菌法

C. 无菌操作规则　　　　　　　　　D. 应用抗生素

E. 管理制度

3. 手卫生是指（　　　）

A. 医务人员洗手、卫生手消毒和外科手消毒的总称

B. 洗手

C. 卫生手消毒

D. 外科手消毒

E. 吃饭前要洗手

4. 下列无菌操作规则中，错误的是（　　　）

A. 手套发现有小破口应立即更换

B. 室温太高时可用电扇吹向手术人员，以防其汗液滴落入手术野

C. 无菌手术单湿透时，应加盖干无菌单

D. 坠落在手术台边缘以下的器械、物品不可再使用

E. 禁止越过头部或其他手术人员的背后传递无菌器械、物品

5. 戴无菌手套时，没戴手套的手可接触的部位是（　　　）

A. 手套套口向外翻折部的内面　　　　B. 手套的手指部

C. 手套的掌侧　　　　　　　　　　　　D. 手套的背侧

E. 手套套口向外翻折部的外面

6. 手术区域皮肤消毒范围，应至少包括手术切口周围多大的区域（　　　）

A. 5cm　　　　　　　　B. 10cm　　　　　　　　C. 15cm

D. 20cm　　　　　　　　E. 25cm

7. 关于手术前刷手，以下描述正确的是（　　　）

A. 擦手时用无菌小方巾由手向前臂、肘部到上臂顺序擦干，先擦干一侧，翻转手巾再擦另一侧，擦过肘部的手巾不能再接触手和前臂

B. 目前刷手已经改进，只用洁肤柔消毒凝胶消毒手和前臂两遍就可以上手术

C. 如果用肥皂水刷手，应该要刷洗两遍，时间共 10min

D. 刷手完成后，手接触到自己上臂衣服，要再浸泡 75%乙醇 5min，不必重新刷手

E. 简易刷手法刷手时，刷手时间可缩短到 1min

8. 手术人员手臂刷洗消毒后，手臂应保持的姿势是（　　　）

A. 手臂向前伸　　　　　　　　　　　　B. 手臂向上高举

C. 手臂自然下垂　　　　　　　　　　　D. 胸前拱手姿势

E. 双手放置背后

9. 关于外科手消毒，下列说法不正确的是（　　　）

A. 手臂消毒法能清除皮肤表面几乎所有暂居菌

B. 手臂的消毒包括清洁和消毒两个步骤

C. 目前常用的手消毒剂有乙醇、异丙醇、氯己定、碘伏等

D. 刷洗法是目前外科手消毒最常用的方法

E. 手臂消毒主要目的是清除皮肤深藏的常居菌

10. 杀灭一切活的微生物称为（　　　）

A. 无菌术　　　　　　　B. 灭菌　　　　　　　　C. 消毒

D. 抗菌　　　　　　　　E. 杀菌

11. 压力蒸汽灭菌法的压力为 104.0～137.3kPa，温度为（　　　），持续 30min 即可达到灭菌目的。

A. 121～126℃　　　　　B. 111～120℃　　　　　C. 115～121℃

D. 121～136℃　　　　　E. 126～131℃

12. 对于较大手术铺无菌巾，以下说法错误的是（　　　）

A. 肢体近段手术，常以无菌巾将手足包裹

B. 切口周围先铺四块小单，再铺中单和大单

C. 通常先铺术者的对侧，或铺相对不洁区，最后铺靠近术者的一侧

D. 无菌巾铺下后，如果位置不准确，只能由手术区向外移动

E. 手术野周围至少铺一层无菌布单

13. 关于手术铺单，大布单的头端应盖过麻醉架,两侧和足端应垂下超过手术台边缘多少（　　）

    A. 10cm　　　　　　　　B. 20cm　　　　　　　　C. 30cm

    D. 40cm　　　　　　　　E. 50cm

14. 戴无菌手套时，以下不正确的是（　　）

A. 没戴手套的手只能接触手套的里面

B. 已戴手套的手只能接触手套的外面

C. 如用干手套，应先穿手术衣，后戴手套

D. 如用湿手套，应先戴手套后穿手术衣

E. 为了方便，穿手术衣和戴手套的顺序可互换

15. 皮肤消毒时，下列说法错误的是（　　）

A. 消毒液一律由手术中心区向四周涂擦

B. 消毒范围为切口周围 15cm 的区域

C. 如有延长切口的可能，应扩大消毒范围

D. 接触污染部位的药液、纱布，不可再返回擦清洁处

E. 在植皮时，供皮区的消毒可用 70% 乙醇

答案

1. A　2. D　3. A　4. B　5. E　6. C　7. A　8. D　9. E　10. B　11. A　12. E　13. C　14. E　15. A

（夏国鑫）

第三章　外科常用手术器械及其使用方法

第一节　课程教学目标

一、知 识 目 标

1. 能够充分理解常见手术器械的结构特点和基本性能。
2. 能够熟知常见手术器械标准使用方法。
3. 能够列举常见手术器械的使用范围。

二、能 力 目 标

1. 能够熟练、正确、灵活使用各种手术器械，做到手术"稳、准、快、细"的基本要求。
2. 能够根据不同的操作技术选择正确的手术器械并熟练运用。

三、素质（德育）目标

"医以济世，术贵乎精。"外科手术器械是进行手术治疗的必备工具。高质量的操作是保障手术顺利、患者良好预后的一大前提。通过对外科手术器械的熟练运用，体会医学的根本任务在于济世救人，良好的医德必须以精湛的医术为载体的道理。努力展现当代优秀的医者该有的精于医术、诚于患者、细心博爱、心系苍生的崇高品质。

第二节　常用手术器械及其使用方法

正确掌握各种手术器械的结构特点和基本性能并能熟练运用是外科手术的基本要求和保证。手术器械一般是根据杠杆原理制成，手术器械可分为两类：一类是带轴节的器械，在尾部用力，轴节作支点，尖端至轴节形成重臂，柄环至轴节形成力臂，活动时形成夹力，如血管钳、持针器和剪刀等；另一类是用力点在器械中间，工作点在前端，如手术刀、手术镊等。

一、手 术 刀

（一）手术刀的形态、种类与用途

手术刀由刀柄和刀片两部分组成。刀柄一般根据其长短及大小来分型（图 3-1），一把刀柄可以安装几种不同型号的刀片。刀片的种类较多，按其形态可分为圆刀、弯刀及三角刀等；按其大小可分为大刀片、中刀片和小刀片（图 3-2）。手术时根据实际需要，选择合适的刀柄和刀片。刀柄通常与刀片分开存放和消毒。

刀片应用持针器夹持安装，切不可徒手操作，以防割伤手指。装载刀片时，用持针器夹持刀片背部、凹槽前端位置，使刀片的卡槽对准刀柄前部的凹槽，顺凹槽方向轻推即可装上。取下时，用持针器夹持刀片尾端背部，翘起刀片尾部使刀片与刀柄的角度小于 30°。向前顺凹槽推出即可卸下（图 3-3）。手术刀主要用于切割组织，刀柄尾端也可用于组织的钝性分离。

（二）手术刀的使用方法

1. 手术刀的持握方法　执刀方法一般有 4 种（图 3-4）。

（1）执弓式：执弓式又称为指压式，是常用的一种执刀方式。用拇指及中指、环指分别捏住刀柄两侧花纹，示指位于刀背侧，用力涉及整个上肢，主要在腕部。用于较长的皮肤切口和腹直肌前鞘的切开等。

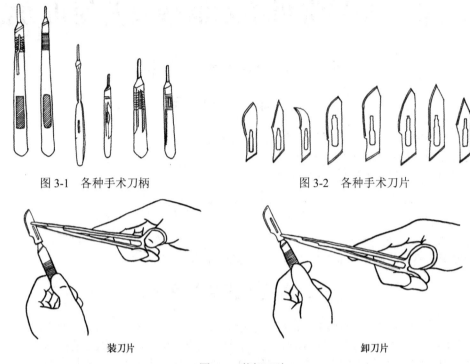

图 3-1 各种手术刀柄 　　　　　　　 图 3-2 各种手术刀片

装刀片 　　　　　　　　　　　 卸刀片

图 3-3 装卸刀片

（2）执笔式：类似写字时执笔的姿势，便于控制刀的动度，其动作和力量主要在手指，操作灵活准确。用于短小切口及精细手术，如解剖血管、神经及切开腹膜等。

（3）反挑式：是执笔式的一种转换形式，刀刃向上挑开，以免损伤深部组织。用于切开脓肿、血管、气管、胆总管或输尿管等空腔脏器，切断钳夹的组织或扩大皮肤切口等。

（4）握持式：拇指、示指捏住刀柄两侧花纹，其余手指握住刀柄。此法控刀比较稳定，操作的主要活动力点是肩关节。用于切割范围广、组织坚厚、用力较大的切开，如截肢、肌腱切开、较长的皮肤切口等。

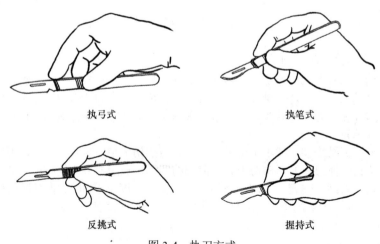

执弓式 　　　　　　　　　　　 执笔式

反挑式 　　　　　　　　　　　 握持式

图 3-4 执刀方式

2. 手术刀的传递　传递手术刀时，传递者应握住刀柄与刀片衔接处的背部，将刀柄尾端送至术者的手里，不可将刀刃指着术者传递以免造成损伤（图3-5）。

二、手 术 剪

图 3-5　手术刀的传递

（一）手术剪的形态、种类与用途

手术剪分为组织剪和线剪两大类（图3-6）。

组织剪刃薄、锐利，有直、弯两型，大小长短不一，主要用于分离、解剖和剪开组织，通常浅部手术操作用直组织剪，深部手术操作一般使用中号或长号弯组织剪。

线剪多为直剪，又分剪线剪和拆线剪，前者用于剪断缝线、敷料、引流物等，后者用于拆除缝线。结构上组织剪的刃较薄；线剪的刃较钝厚，拆线剪的结构特点是一叶钝凹，一叶尖而直。使用时组织剪和线剪不能混用，以免损坏刀刃，缩短剪刀的使用寿命。

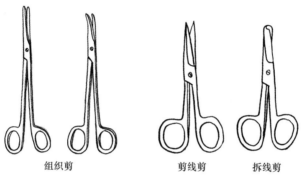

组织剪　　　　　剪线剪　　拆线剪

图 3-6　手术剪

（二）手术剪的执握法与传递

正确的执剪姿势为双指扣，拇指和环指分别扣入剪刀柄的两环，示指置于剪刀柄上方起稳定和导向作用（图3-7）。初学者执剪常犯的错误是将中指扣入柄环（图3-8），而这种错误执剪姿势不具有良好的三角形稳定作用，从而直接影响动作的稳定性。剪割组织时，一般采用正剪法，也可采用反剪法。有时为了增加稳定性，还可采用扶剪法（图3-9）。

剪线时微张开剪刀，顺线尾向下滑动至线结的上缘，再将剪刀倾斜30°～60°，具体角度根据留线头长短决定，然后将线剪断。

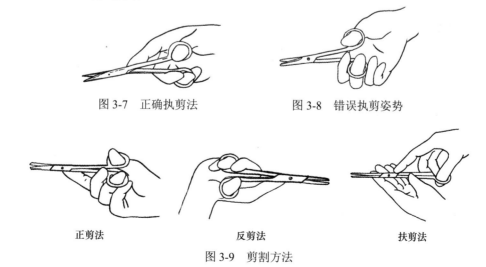

图 3-7　正确执剪法　　　　图 3-8　错误执剪姿势

正剪法　　　　　　　反剪法　　　　　　　扶剪法

图 3-9　剪割方法

三、血 管 钳

（一）血管钳的形态、种类与用途

血管钳是主要用于钳夹、止血的器械，故也称止血钳。临床上血管钳种类很多，主要的不同是齿槽床，由于手术操作的需要，齿槽床分为直、弯、直角、弧形（如肾蒂钳）等，以适合不同性质的手术和部位的需要。由于钳的尖端圆滑，易插入筋膜内，不易刺破静脉，也供分离解剖组织用；也可用于牵引缝线、拔出缝针，或代镊使用，但不宜夹持皮肤、脏器及较脆弱的组织。临床上常用血管钳有以下几种（图3-10）。

1. 蚊式血管钳 蚊式血管钳是头部细小精巧的血管钳，有弯、直两种，可用作微细解剖或钳夹小血管，主要用于脏器、面部及整形等手术的止血，不宜用于大块组织的钳夹。

2. 直血管钳 直血管钳用于皮下组织止血，主要用于手术部位的浅部止血和组织分离。

3. 弯血管钳 弯血管钳用于分离、钳夹组织或血管止血，以及协助缝合，主要用于手术深部组织或内脏的止血，有大、中、小3种型号。

4. 有齿血管钳 有齿血管钳用以夹持较厚组织及易滑脱组织内的血管出血，如肠系膜、大网膜等，也可用于切除组织的夹持牵引。注意前端钩齿可防止滑脱，对组织的损伤较大，不能用作一般的止血。

5. 直角血管钳 直角血管钳用于游离和绕过重要血管及管道等组织的后壁，如胃左动脉、胆道、输尿管等。

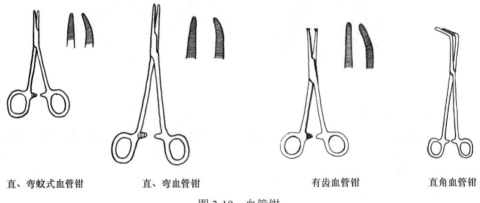

直、弯蚊式血管钳　　　直、弯血管钳　　　有齿血管钳　　　直角血管钳

图3-10　血管钳

（二）血管钳的执握法与传递

1. 血管钳的执握法 血管钳正确执握法基本同手术剪，有时还可采用掌握法（图3-11），应避免执钳方法错误（图3-12）。两只手均可以打开血管钳，右手打开血管钳无特殊，左手打开血管钳时用拇指和示指持住血管钳一个环扣，中指和环指持住另一环扣，将拇指和环指轻轻用力对顶一下，即可打开（图3-13）。血管钳钳夹组织时，对组织有严重损伤，因此，使用血管钳时，必须用尖端夹住出血点，尽量少钳夹附近组织，以免影响切口愈合。弯血管钳用于一般止血时，止血钳的尖端可朝下；如用于缝扎或者结扎止血时，应注意使尖端朝上，并露出尖端，以防线圈滑脱，便于结扎或缝扎牢固。

2. 血管钳的传递 术者掌心向上，拇指外展，其余四指并拢伸直，传递者握血管钳前端，以柄环端轻敲术者手掌，传递至术者手中（图3-14）。

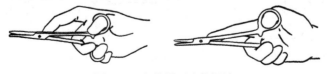

图3-11　血管钳正确执握法

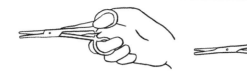

图 3-12　错误持钳姿势

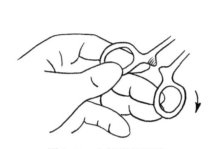

图 3-13　血管钳的开放

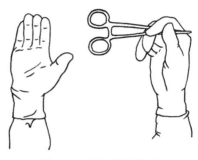

图 3-14　血管钳的传递

四、手　术　镊

（一）手术镊的形态、种类与用途

手术镊用以夹持或提取组织，便于分离、剪开和缝合，也可用来夹持缝针或敷料等。其种类较多，有不同的长度，镊的尖端分为有齿和无齿（平镊）（图 3-15），还有为专科设计的特殊手术镊。

1. 有齿镊　前端有齿，齿分为粗齿与细齿。粗齿镊用于提起皮肤、皮下组织、筋膜等坚韧组织；细齿镊用于肌腱缝合、整形等精细手术，夹持牢固，但对组织有一定的损伤作用。

2. 无齿镊　前端平，其尖端无钩齿，分尖头和平头两种，用于夹持组织、脏器及敷料。浅部操作时用短镊，深部操作时用长镊。平头无齿镊对组织的损伤较轻，用于脆弱组织、脏器的夹持；尖头平镊用于神经、血管等精细组织的夹持。

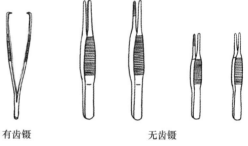

有齿镊　　　　　　　无齿镊

图 3-15　各种手术镊

（二）手术镊的持握法

正确的持镊法是执笔式，拇指对示指与中指，把持两侧镊脚的中部，稳而适度地夹住组织；错误执镊姿势既影响操作的灵活性，又不易控制夹持力度大小（图 3-16）。换药操作时，其尖端应始终朝下。错误操作易引起污染。

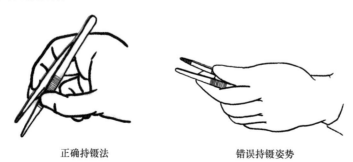

正确持镊法　　　　　　　　错误持镊姿势

图 3-16　手术镊的持握

五、持 针 器

（一）持针器的形态、种类与用途

持针器也叫持针钳，主要用于夹持缝合针来缝合组织，也用于器械打结，其基本结构与血管钳类似。持针器前端齿槽床部短、柄长，钳叶内有交叉齿纹（图 3-17），使夹持缝针稳定，不易滑脱。使用时将持针器的尖端夹住缝针的中、后 1/3 交界处（图 3-18）。若夹在齿槽床的中部，则容易将针折断。

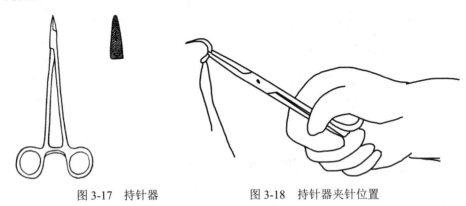

图 3-17　持针器　　　　　　　　图 3-18　持针器夹针位置

（二）持针器的持握方法

持针器的持握方法有以下 3 种（图 3-19）。

1. 把握式　又叫作大把抓，即用手掌握拿持针器，一个钳环紧贴大鱼际肌上，另一个钳环位于环指指根部，拇指、中指、环指及小指分别压在钳柄上，示指扶在持针器柄上方。利用拇指及大鱼际肌和掌指关节活动推展、张开持针器柄环上的齿扣。使用时灵活、省力，操作方便。

2. 指扣式　为传统执握方法，用拇指、环指套入钳环内，以手指活动力量来控制持针器关闭，并控制其张开与合拢时的动作范围，示指扶在钳柄的上方作稳固和引导。使用时省时，松钳方便。

3. 单扣式　也叫掌指法，拇指套入钳环内，示指扶在钳柄的上方作稳固和引导，其余三指压钳环固定在手掌中；拇指可做上下开闭活动，控制持针器的张开与合拢。

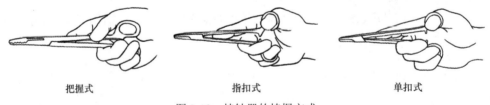

把握式　　　　　　　　　指扣式　　　　　　　　　单扣式

图 3-19　持针器的持握方式

（三）持针器的传递

传递者握住持针器中部，将环柄端递给术者（图 3-20）。在持针器的传递和使用过程中切不可刺伤其他手术人员。

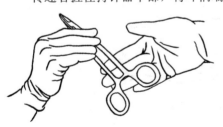

图 3-20　持针器的传递

六、缝 合 针

（一）缝合针的形态、种类与用途

缝合针简称缝针，是用于各种组织缝合的器械，它由针尖、针体和针尾三部分组成。针尖形状有圆头、三角头及铲头 3 种；针体的形状有近圆形、三角形及铲形 3 种，一般针体前半部分为三角形或圆形，后半部分为扁形，以便于持针器牢固夹紧；针尾的孔用于引线，分普通孔和弹机孔。目前，有许多医院采用针线一体的无损伤缝针，其针尾嵌有与针体粗细相似的线，这种针线对组织所造成的损伤较小，并可防止在缝合时缝线脱出。临床上根据针尖与针尾两点间有无弧度，将缝针分为直针、半弯针和弯针；按针尖横断面的形状分为三角针和圆针（图3-21）。

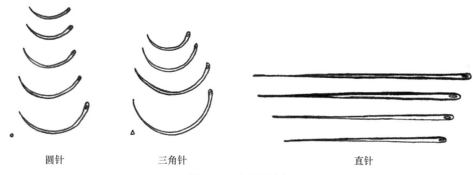

圆针　　　　　　　三角针　　　　　　　　　直针

图3-21 各种缝合针

1. 直针 适合于宽敞或浅部操作时的缝合，如皮肤及胃肠道黏膜的缝合，有时也用于肝脏的缝合。

2. 弯针 临床应用最广，适于狭小或深部组织的缝合。根据弧度不同分为 1/2、3/8 弧度等。几乎所有组织和器官均可选用不同大小、弧度的弯针作缝合。

3. 无损伤缝针 主要用于小血管、神经外膜等纤细组织的吻合。

4. 三角针 针尖前面呈三角形，能穿透较坚硬的组织，用于缝合皮肤、韧带、软骨和瘢痕等组织，但不宜用于颜面部皮肤缝合。

5. 圆针 针尖及针体的截面均为圆形，用于缝合一般软组织，如胃肠壁、血管、筋膜、腹膜和神经等。

（二）使用缝合针的注意事项

临床上应根据需要合理选择缝合针，在组织缝合时应注意：①首先要根据不同组织，选择适当的缝合针，原则上应选用针径较细、损伤较小者。并根据缝合针的规格大小，选择适当的持针器，否则持针器过大，容易断针；持针器过小，不易把控缝针。②进出针方法正确，力度大小适当，弯针进出组织的走形应按针的弧度行针，力度的传递应顺其走行方向前进，否则易将针弄弯或折断（详见外科手术基本操作缝合章节）。

七、其他常用钳类器械

其他常用钳类器械见图3-22。

（一）布巾钳

布巾钳简称巾钳，前端弯而尖，似蟹的大爪，能交叉咬合，主要用以夹持、固定手术巾，注意使用时勿夹伤患者的皮肤组织。

（二）组织钳

组织钳又叫鼠齿钳和艾丽斯钳，其前端稍宽，有一排细齿，闭合时互相嵌合，弹性好，对组织的压榨较血管钳轻，创伤小，一般用以夹持组织，不易滑脱，如皮瓣、筋膜或即将被切除的组织，也用于钳夹纱布垫与皮下组织的固定。

（三）海绵钳

海绵钳也叫卵圆钳或持物钳，分为直钳和弯钳，其功能端是钳的前部，因有卵圆形环状结构而得名。卵圆钳分有齿和无齿两种，前者主要用以持物，如夹持、传递已消毒的器械、缝线、缝合针及引流管等，也用于夹持敷料做手术区域皮肤的消毒；作为持物钳使用时注意保持钳尖端始终低于钳柄，以防污染功能端。无齿海绵钳主要用于术中探查，与无齿镊配合夹提肠管、阑尾、网膜等脏器组织。

（四）肠钳

肠钳有直、弯两种，钳叶扁平有弹性，咬合面有细纹、无齿，其臂较薄，轻夹时两钳叶间有一定的空隙，钳夹的损伤作用很小，可用以暂时阻止胃肠壁的血管出血和肠内容物流动，不至于造成肠壁的压榨坏死。肠管手术时常用于夹持肠管。

（五）胃钳

胃钳有一个多关节轴，压榨力强，齿槽为直纹，且较深，夹持组织不易滑脱，常用于钳夹胃或结肠。

（六）肾蒂钳、脾蒂钳和肺蒂钳

分别在术中夹持肾蒂、脾蒂或肺蒂时使用。

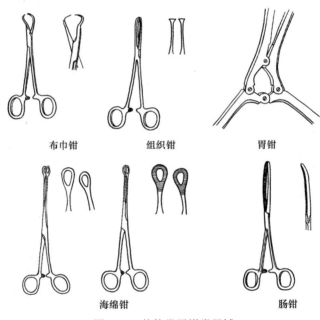

布巾钳　　　　　组织钳　　　　　胃钳

海绵钳　　　　　　　　　肠钳

图 3-22　其他常用钳类器械

八、牵 开 器

（一）牵开器的种类、用途

牵开器又称拉钩，用以牵开组织，显露手术野，便于探查和操作，可分为手持牵开器和自动牵开器两类。牵开器有各种不同形状和大小的规格，可根据手术需要选择合适的牵开器。常用的牵开器有以下几种（图 3-23）。

1. 甲状腺牵开器　甲状腺牵开器也叫直角牵开器，为平钩状，常用于甲状腺部位牵拉显露，因其小巧灵活，也常用于其他手术，可牵开皮肤、皮下组织、肌肉和筋膜等。

2. 腹腔牵开器　腹腔牵开器也叫方钩，为较宽大的平滑钩状，用于腹部手术时拉开腹壁。

3. 皮肤牵开器　皮肤牵开器也叫爪形牵开器，外形如耙状，用于浅部手术的皮肤牵开。

4. "S"形牵开器　"S"形牵开器也叫弯钩，是一种"S"形腹腔深部牵开器，用于胸腔、腹腔深部手术，有大、中、小、宽、窄之分。

5. 自动牵开器　自动牵开器为自行固定牵开器，也称自持性牵开器，如二叶式、三叶式自动牵开器，腹腔、胸腔、盆腔、腰部、颅脑等部位的手术均可使用。

6. 全方位手术牵开器　全方位手术牵开器是一种新型自动牵开器，能充分显露手术野，可减轻手术助手的劳动强度，适用于上腹部、盆腔及腹膜后手术，如肝肾移植术、全胃切除术、胰十二指肠切除术、脾切除术、肝脏肿瘤切除术、贲门周围血管离断术及膀胱和前列腺手术等。

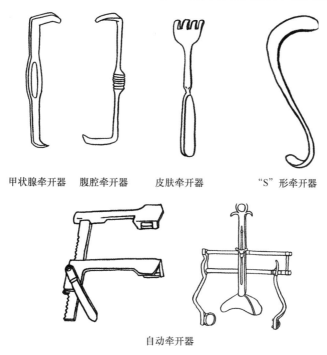

甲状腺牵开器　　腹腔牵开器　　皮肤牵开器　　　"S"形牵开器

自动牵开器

图 3-23　常用牵开器

（二）使用牵开器时注意事项

使用牵开器时，应掌握正确的持牵开器方法和使用方法。牵开器与牵拉的组织间应衬垫盐水纱布垫或湿治疗巾，特别是在使用腹腔牵开器时更应注意；敷料衬垫可以帮助显露手术野，保护周围器官及组织免受损伤。使用手持牵开器时，拉力应均匀，不应突然用力或用力过大，以免损伤组织。正确持牵开器的方法是掌心向上；根据术者的意图及手术进程及时调整牵开器的位置，以达到最佳显露效果。

九、吸　引　器

吸引器用于吸引手术野中的出血、渗出物、脓液、空腔脏器中的内容物及冲洗液等，使手术野清楚，并减少污染机会。吸引器由吸引头、橡胶管、玻璃接头、吸引瓶及动力部分组成。动力又分马达电力和脚踏吸筒两种。吸引头结构和外形有金属或一次性硬塑料单管、双管等多种款式（图 3-24）。双管的外管有多个孔眼，内管在外管内，尾部以橡胶管接于吸引器上，多孔的外管可防止内管吸引时被堵塞，保持吸引通畅，并避免误伤周围的组织。单孔吸头用于吸除血液、尿液、脓液等；多侧孔吸引管用于吸除体腔内各种体液，有防止过度吸引大网膜、肠壁或其他内脏器官的作用。

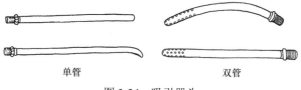

单管　　　　　　　　　　双管

图 3-24　吸引器头

十、骨科手术常用器械

骨科手术与外科其他手术一样，是一门专项技术，除一些通用器械外还需要一些专用手术器械，因为骨科器械种类繁多，不能一一介绍，因此，将一些常用手术器械介绍如下。

（一）牵开器

牵开器即称拉钩。为了充分显露手术野，使手术易于进行，并保护组织、避免意外损伤，骨科手术除了应用一些普通的牵开器外，还可根据手术部位的不同，选用一些具有特殊性能的牵开器，如胫骨牵开器和自动牵开器等。胫骨牵开器的弧形圆头可插入骨干之下，在手术中保护周围软组织。当施行截骨术时，因骨干之下已有自两侧插入的胫骨牵开器的两个弧形圆头存在，故锋利的截骨刀刃就不会在截断骨干后损伤其下的软组织。在做脊柱手术时，应用自动牵开器除了可充分显露手术野外，并有压迫软组织、协助止血的作用。在其他一些手术中，应用自动牵开器，可以减少助手人数，给术者足够的活动空间。

（二）骨膜剥离器

骨膜剥离器又称骨膜起子或骨膜剥离子（图 3-25）。应用骨膜剥离器，可将附着于骨面上的骨膜及软组织自骨面上剥离下来。

（三）骨锤

骨锤的用途是敲击功能，可直接敲击或间接敲击。分通用骨锤和专用骨锤（图 3-26）。一般专用骨锤是作为配套专门工具使用，通用骨锤则应用广泛。骨锤一般按其重量及大小等分成不同型号。轻型主要用于指骨、趾骨及小关节的手术；中型主要用于尺骨、桡骨及脊骨手术；重型用于股骨、胫骨、肱骨和大关节的手术。

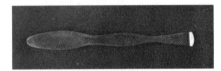

图 3-25　骨膜剥离器

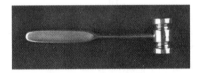

图 3-26　骨锤

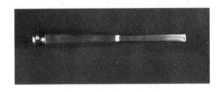

图 3-27　骨凿

（四）骨凿

骨凿的头部仅有一个斜坡形的刃面（图 3-27）。骨凿的刃面不仅短，而且粗，因此，在操作时有凿裂骨片的危险。骨凿主要用于修理骨面和取骨。

（五）骨剪和咬骨钳

骨剪用于修剪骨片和骨端；咬骨钳用于咬除骨端的尖刺状或突出的骨缘。骨剪和咬骨钳除有各种不同的宽度和角度外，都有单关节和双关节之分（图 3-28）。

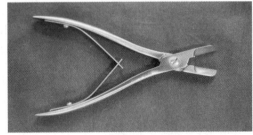

骨剪

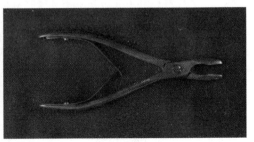

咬骨钳

图 3-28　骨剪和咬骨钳

（六）骨锉

骨锉用于锉平骨的断端，利于断骨的端端吻合。骨锉有扁平和弯曲等型式（图3-29）。

（七）骨锯

骨锯通常为扁平或线型的手术切割器械，有锯齿刃口（图 3-30）。可带有附属手柄。用于截锯骨骼。

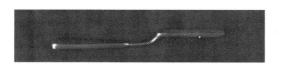

图 3-29　骨锉

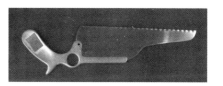

图 3-30　骨锯

（八）刮匙

刮匙可用于刮出骨腔内的小死骨、肉芽组织和瘢痕组织等（图3-31）。在做脊椎结核病灶清除术时，须备用各种弯度和方向的长柄刮匙，以便于从各种角度进入病灶，刮除死骨、干酪样坏死组织等。

（九）钢板

钢板的横断面应呈弧形，与圆形骨面可密切贴合，钢板孔应有倾斜的凹陷部，使半沉头式的螺钉头可以相应嵌入，增加固定效果（图3-32）。钢板按其性能分为普通钢板和加压钢板两种。

常见的普通钢板是直形长钢板，多用于长骨骨干骨折。选择钢板的长度应是断骨直径的4～5倍。一般股骨用8孔、胫骨用6孔、肱骨用4孔钢板。

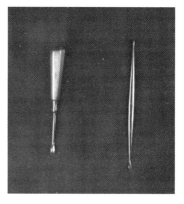

图 3-31　刮匙

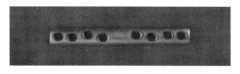

图 3-32　钢板

加压钢板较普通钢板宽厚，使用时配以加压皮质骨螺钉，利用加压器或利用特殊设计的钢板（自动加压钢板），对骨折端产生加压作用及坚强固定作用。

（十）钢钉

主要用于配套钢板的内固定，其机制是在钢板和骨间产生压力和摩擦力，从而使骨折断端的固定比较牢固可靠，但是创伤比较大，需要二次手术取出（图3-33）。

（十一）钢针

钢针一般指的是克氏针或斯氏针（图 3-34），钢针大多数做髓内针固定，在骨骼的中心连接断端。骨折复位后，可以经过皮肤微创打入，无须切开，不破坏骨膜，不影响血运，利于骨折愈合，不用缝合。

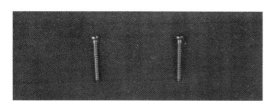

图 3-33　钢钉

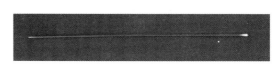

图 3-34　钢针

第三节 试题精选与答案

一、单选题

1. 刀片应用（　　）夹持安装，切不可徒手操作，以防割伤手指

A. 持针器
B. 血管钳
C. 手术镊
D. 徒手

2. 手术剪的正确执剪姿势为拇指和（　　）分别扣入剪刀柄的两环

A. 示指
B. 中指
C. 环指
D. 以上都可以

3. 无菌持物钳的正确使用方法是（　　）

A. 可夹取任何无菌物品
B. 取放无菌持物钳时，钳端应闭合
C. 手术室持物钳每周消毒一次
D. 钳端可以高于手部

4. 持针器夹针时的两个 1/3 是（　　）

A. 持针器的前 1/3、缝合针的后 1/3
B. 持针器的后 1/3、缝合针的后 1/3
C. 持针器的前 1/3、缝合针的前 1/3
D. 持针器的后 1/3、缝合针的前 1/3

5. 常用的持针钳方法有（　　）

A. 把握式、单扣式
B. 把握式、指扣式
C. 把握式、指扣式、单扣式
D. 指扣式、单扣式

6. 以下切开方法不正确的是（　　）

A. 腹膜切开适合用执弓法
B. 执笔法适用于小的皮肤切口或较为精细组织的解剖等
C. 执弓法适用于较大的胸部及腹部切口
D. 反挑法适用于胆管、肠管的切开，以及局部的小脓肿切开等

7. 三角针适用于缝合（　　）

A. 血管
B. 神经
C. 胃肠
D. 皮肤

二、多选题

1. 刀片的种类较多，按其形状可分为（　　）

A. 圆刀
B. 弯刀
C. 三角刀
D. 直角刀

2. 手术刀的正确持握姿势包括（　　）

A. 执弓式
B. 执笔式
C. 握持式
D. 反挑式

3. 持针器的正确持握方法包括（　　）

A. 指扣式
B. 单扣式
C. 把握式
D. 执弓式

三、判断题

1. 缝线分为可吸收线和不可吸收线两种。（　　）

A. 对
B. 错

2. Allis 钳对组织的压榨性较小，可以用于夹持软组织，不易滑脱。（　　）

A. 对
B. 错

3. 有齿镊夹持组织牢固，可以用于夹持手术部位软组织，避免滑脱。（　　）

A. 对
B. 错

4. 组织剪锋利，可以剪可吸收线。（　　）

A. 对　　　　　　　　B. 错

5. 执笔式拿镊子稳定而灵巧，是正确的执镊手法。（　　）

A. 对　　　　　　　　B. 错

6. 传递手术刀时，不可将刀刃指着手术者传递，以免造成损伤。（　　）

A. 对　　　　　　　　B. 错

7. 组织剪的刃较薄，线剪的刃较厚，使用时不能用组织剪代替线剪，以免损坏刀刃，缩短使用寿命，但是可以用线剪代替组织剪。（　　）

A. 对　　　　　　　　B. 错

8. 止血钳可用于牵引缝线，拔出缝针或代镊使用。（　　）

A. 对　　　　　　　　B. 错

9. 三角针可用于缝合皮肤、韧带、软骨和瘢痕组织等。颜面部的皮肤缝合可选用小号的三角针。（　　）

A. 对　　　　　　　　B. 错

10. 手术镊用以夹持或提取组织，便于分离、剪开和缝合，也可用来夹持敷料等。（　　）

A. 对　　　　　　　　B. 错

11. 使用拉钩时，拉钩可以直接接触皮肤或者脏器。（　　）

A. 对　　　　　　　　B. 错

12. 持针器和血管钳的齿槽床纹路是一致的。（　　）

A. 对　　　　　　　　B. 错

答案

一、单选题

1. A　2. C　3. B　4. A　5. C　6. A　7. D

二、多选题

1. ABC　2. ABCD　3. ABC

三、判断题

1. A　2. B　3. B　4. B　5. A　6. A　7. B　8. A　9. B　10. A　11. B　12. B

（周　全）

第四章　外科手术基本操作

第一节　课程教学目标

手术是外科主要的治疗手段之一，一台手术的顺利完成，需要手术医师有扎实的手术基本功。外科手术基本功是手术操作技术的基础，它包括徒手的操作和应用手术器械进行的基本操作。无论复杂的还是简单的手术，都必须运用双手和刀、钳、镊、剪、线、纱布、牵开器、吸引器等必不可缺少的基本手术器械，进行切开、止血、结扎、缝合、分离、显露等操作。如果手术操作质量高、速度快、动作轻巧、不必要的动作少，则手术安全系数高，对患者损伤小，手术时间短，有利于患者的康复。大多数的手术基本操作都看似简单，实则难度颇高，需要在台下不断地反复练习，持续打磨，才能做到随机应变、运用自如。如打结，初学者在手术台上打结时往往两手发颤、操作慌乱、错误百出，结扎质量差且速度慢；相反，技术熟练的医师打结不仅动作协调灵活，而且打结质量高、速度快，还可以根据不同的情况打不同的结，这些都需要持之以恒地进行练习。

许多学生对外科手术基本操作的学习和训练不够重视，感觉简单枯燥、一学就会，没有耐心去观察每个操作的细节变化，更不能体会、领悟其中的奥妙，操作质量远远没有达到要求；或者存在只想上手术台，把多做手术、做大手术当作练习、掌握手术操作的途径，不能踏踏实实从台下基本功训练开始。但须知，一种操作习惯一旦养成，很难更改，而且在手术中很难察觉。错误的操作手法给手术治疗、患者安全带来极大隐患，也会极大地限制个人手术技术的进步空间。

通过本章学习，希望学生能达到以下目标。

一、知 识 目 标

1. 能够充分理解各种基本操作技术的原理与操作规范。

2. 能够列举各种操作的适用范围。

3. 能够详述手部的解剖和功能，便于有目标地进行各种操作的训练。

二、能 力 目 标

1. 能够熟练运用各项外科手术基本操作技术，注重操作的细节，领悟操作的要义，做到操作动作协调、稳定、准确，质量高、速度快。

2. 能够根据手术情况选择合理的操作方案，将不同的操作技术相互结合、熟练应用。

三、素质（德育）目标

"书痴者文必工，艺痴者技必良。"外科技艺的精进与术者对手术效果的精益求精、对患者康复的热切希望密不可分。通过外科基本功的反复练习，在与手术器械的不断磨合、对操作细节的不断研究中，体会作为社会主义医学专业人才的强烈责任感与使命感，感受大医精诚的深刻内涵，发扬勇于付出、热爱钻研、永不服输的新时代匠人精神，培养一切以患者利益优先的爱患意识。

第二节 手术基本操作

一、切 开

（一）切口的选择

外科手术种类繁多，选择合适的切口至关重要。一个设计合理的切口不仅需要满足手术需要，充分显露手术野，亦应考虑到术中改变术式的可能性，同时最大程度地避免对组织的损伤，减少对器官组织功能的影响，且尽量兼顾美观。因此，切口的选择应遵循以下原则。

1. 根据手术部位局部解剖，切口应尽可能接近需要手术的病变部位，这样切开经过的组织层次少，组织损伤少，缝合切口所需要的时间短，对术后组织功能影响小。

2. 术前应作好手术切口的设计。在能充分显露手术野、保证完成手术治疗的前提下，适当选择小切口。切口过大，可能造成不必要的组织损伤；切口过小，手术野显示不清，则可能影响手术操作，甚至造成误伤，延长手术时间。

3. 便于切口延长。一般根据患者的诊断与检查，手术前设计的切口均能满足手术的需要。但是，有时手术前诊断不明确时需要手术探查，或考虑到手术中可能因各种原因需要改变术式的手术，应在设计切口时提前考量，充分保留切口延长的余地。

4. 切口要尽量平行于局部的皮肤纹理。手术切口平行于皮肤纹理切开时切口张力小，有利于切口的愈合，还可以在手术切口瘢痕形成后最大限度地保持美观，这在面部、颈部手术或整形美容手术中尤为重要。

5. 切口应尽量与该部位大的血管和神经走向相平行，避免损伤。如果局部血管损伤较多，容易导致手术后切口血液供应受影响，不利于切口的愈合；神经受损则会导致手术后神经支配区域发生组织萎缩和感觉、功能异常。

6. 手术切口尽可能不选在身体负重部位，如肩部、手的掌面、足底部等，以防手术后负重时引起瘢痕疼痛。

7. 关节部位的手术通常做"Z"形、"S"形或横切口，尽可能避免做纵向切口垂直通过关节，以免手术后瘢痕挛缩影响关节活动和功能。

（二）切开的方法

1. 在切口部位做好标志，标注切口的位置和长度，尤其是肾、肺、乳腺等有两个相同器官的手术，需要特别注意。

2. 手术刀的选择。根据切开组织不同，选择相应的手术刀片和刀柄。以腹部手术为例，一般选择圆刀片，如 22 号刀片（图 4-1）。

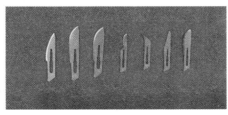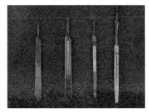

刀片　　　　　　　　　　　　刀柄

图 4-1 手术刀

3. 选择适合的执刀手法。根据切开部位、切口长度、手术刀大小、运刀的力量，选择适合的执刀方法，常用的执刀方法有执弓式、执笔式、握持式、反挑式。

4. 消毒切开部位后，两块纱布叠成长条，置于拟做切口部位两侧，用于保护皮肤。

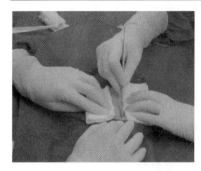

图 4-2 切开

5. 切开时要使切开部位的皮肤保持一定的张力。如果切口较小，术者可以左手绷紧固定切口皮肤，右手执刀切开；两人操作，可根据切口的大小，术者与助手用左手 4 个手指或手掌对称平压切口两侧，助手右手置于切口起始端，同时轻压切口附近组织（图 4-2），这样既利于切开，又可以减少出血。操作时需注意控制力度，力量太大会将腹腔脏器挤到切口下方，切开时可能造成内部脏器的损伤。

6. 手术刀长轴与皮肤呈 90°切开，刀尖到达皮肤全层后倾斜刀柄，手术刀长轴与皮肤呈 45°，避免刀尖进入组织过深，使刀刃沿水平走行，直至切口终端，再次使手术刀长轴与皮肤呈 90°角出刀（图 4-3）。

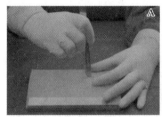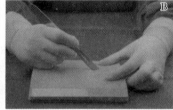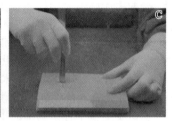

图 4-3 切开方法

A. 垂直进刀；B. 倾斜呈 45°切开；C. 垂直出刀

7. 从切开开始到终止，要保持表面的切口与深部的切口大小一致，可以最大程度减少损伤，并利于缝合；避免缝合不全及留下死腔，引起渗血、渗液积聚导致切口裂开或感染。

8. 切开过程中始终保持刀刃与皮肤平面垂直，且用力均匀、适当，沿切口标志进行；避免切口出现倾斜、弯曲或深浅不一。

9. 每一层的组织尽量一次完成切开，避免中途停顿。每一次的停顿，再次切开时形成的切面与前面切开的切面在方向、深度等方面都会有轻微的差异，导致切缘不整齐，不利于缝合与愈合。

10. 切开腹膜时，可先提起腹膜做一小口，用挡肠板保护腹部脏器，用组织剪剪开腹膜。注意提拉腹膜力量要适度，避免过度牵拉给患者造成痛苦。组织剪剪开腹膜时要翘高剪刀头端，避免损伤内部脏器（图 4-4）。

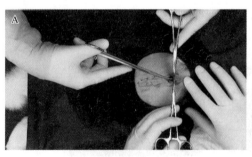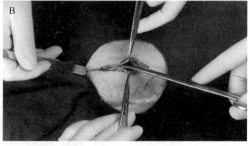

图 4-4 切开腹膜

A. 向切口上方剪开腹膜；B. 向切口下方剪开腹膜

11. 做胃、肠、胆管等空腔脏器切开时，因管腔内可能存在污染物，切开前先用纱布排垫四周脏器，以防污染及误伤。必要时可在拟作切口的部位缝牵引线，保持张力以利于切开，并作为术后缝合的标志。

12. 在进行操作时，要注意减少不必要的暴露，对于需显露的组织结构可使用温盐水纱布垫进行保护，以避免误伤，并减少体温、体液丧失。

13. 用电刀切开时，应根据各种组织的不同特性，选择合适的模式和输出功率。

14. 用电刀做皮肤及软组织切开时，要先用手术刀切开皮肤表层，再用电刀进行切割，这样不会损伤皮缘，利于术后切口愈合。对直径≤2mm 的小血管可直接切割，不需要用电凝止血；直径＞2mm 的小血管，可先在预定要切剖的血管两端电凝后再切断。

二、止　血

虽然手术时出血是不可避免的，但大量出血会严重影响手术进程及患者预后，因此，医者需熟练掌握止血技术。

（一）出血的分类

根据出血来源可分为以下几类。

1. 毛细血管出血　为渗血，速度缓慢，但源源不断。

2. 动脉出血　有搏动性，血管内压力高，出血速度快，血液呈鲜红色。

3. 静脉出血　无搏动性，血管内压力低，出血速度快，血液呈暗红色。

（二）手术中止血不良的危害

1. 手术野血液积存，手术操作能见度低，误伤概率增大。

2. 术后切口积血，影响切口愈合，甚至会导致切口裂开。

3. 术后切口内残留的积血，是微生物良好的培养基，导致感染发生概率增大。

4. 失血过多导致贫血，影响患者的恢复，切口血供减少，影响愈合。

5. 失血过多引起全身性并发症，如弥散性血管内凝血（DIC）、休克等。

（三）止血技术

1. 压迫止血　压迫是手术中应用最广泛的预防出血和止血的方法。小的渗血，压迫就可止血；出血多、速度快，一时找不到明确出血点的出血，可以暂时压迫，在分辨好出血的血管后，再进一步采用其他的止血方法。具体的压迫止血方法如下。

（1）切开时，根据切口大小，用手掌或手指压迫切口两侧，绷紧皮肤利于切开，并压迫切口周边血管，减少出血。

（2）一般创面小的渗血、小血管损伤的出血，用纱布直接压迫出血创面 2～5min 即可止血（图 4-5）。

（3）创面较大、出血较多时，可用 40～50℃的生理盐水浸润纱布后，压迫创面 3～5min，大部分渗血可控制；而对于管径较大、压迫止血效果欠佳的血管出血亦能得以清晰显露，便于进一步结扎或缝扎处理。

（4）患者出血速度快、病情危急时，可用温湿纱布连成条或温湿纱布垫填塞出血部位，以压迫止血，待病情稳定后依次取出。注意记录填塞物的数量。取出填塞物需斟酌取出时间，过早容易导致再次出血；过晚则异物存留过久，增加感染的风险。取出后注意核对填塞物的数量，切勿遗落在患者体内。

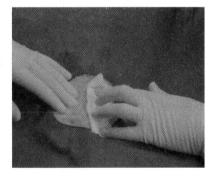

图 4-5　压迫止血

（5）局部药物压迫止血法。面积较大和（或）速度较慢的渗血，可用可吸收的止血药物（如明胶海绵等），压迫出血、渗血创面，以达到止血的目的。

（6）如损伤创面出血多、速度快，压迫局部创面效果不佳，可考虑压迫或结扎出血区域上游的血管，增加手术的安全性。

2. 钳夹止血　钳夹可应用于各种能够清晰辨别的出血。仔细辨别血管出血的位置，用血管钳尖端准确地钳夹出血点。小的出血点一般夹持数分钟后即可止血，较大的出血需进一步行结扎或缝扎等处理（图 4-6）。

3. 结扎止血 结扎也是手术中常用的止血方法。操作时一般先用血管钳钳夹出血部位的血管断端，再进行结扎或缝扎。结扎止血的操作方法如下。

（1）单纯结扎止血

1）出血点清晰，但血管断端挛缩不明显时，先用血管钳尖端钳夹出血点，再绕线结扎（图4-7）。在此特别强调一下操作者之间的配合，即要在第一个单结最后收紧的一瞬间同时放开血管钳。如果血管钳松开过早，血管断端容易挛缩导致结扎失败；如果血管钳松开过晚，则结扣不能完全闭合出血的血管断端，难以达到止血效果。打第二个单结时应动作轻柔，无张力打结，避免把第一个单结扯松或者扯掉。

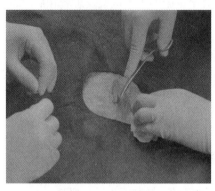 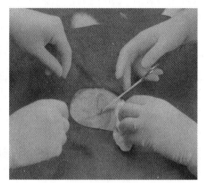

图 4-6　钳夹止血　　　　　　　　图 4-7　钳夹出血点，结扎

2）出血点清晰，但血管断端挛缩进组织时，应仔细辨别出血的血管所在位置，先用血管钳尖端尽可能准确地钳夹出血点，再用第二把弯血管钳横向钳夹出血点位置下方，钳尖朝向出血点的对侧，注意第二把血管钳尖端要显露于组织外便于结扎。第二把弯血管钳夹紧的瞬间撤走第一把血管钳，确认止血效果后在钳下带线结扎。需注意第二次钳夹的组织尽可能少，避免损伤周围组织（图4-8、图4-9）。

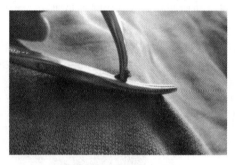 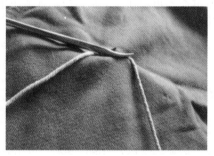

图 4-8　钳夹出血点　　　　　　　图 4-9　结扎止血点

在进行腹腔镜手术时，临床上常使用钛夹、聚合物塑料结扎夹等一次性耗材进行止血及管腔结扎的操作。其基本原理与结扎类似，同时操作简便、快捷，效果确实，是对手术野受限、止血要求较高的微创手术的有效补充。

（2）结扎动脉止血法：如因损伤血管过多或过大导致出血过多难以控制，可在充分考虑利弊的前提下，临时或永久结扎其上游的供血动脉。结扎供血动脉一般能够大大减少手术出血量，从而稳定生命体征，清晰显露手术野，便于手术操作，缩短手术时间，减少手术危险，减少并发症，有时甚至成为极为有效的救命措施。

（3）缝扎止血：对较大面积的损伤出血、血管断端过短或重要组织的止血可用缝扎止血。先用血管钳钳夹住出血的血管断端，然后选择合适的方法缝合血管断端及其周围少许组织进行止血。对于大血管的止血，应进行贯穿缝合，并进行二重或三重结扎，防止线结滑脱。

4. 电凝止血　电凝止血是利用高频电流转化为电热作用使小血管凝结、碳化，从而起到止血作用，故电凝止血仅适用于小血管出血或渗血。具体操作方法如下。

小血管出血时，可直接灼烧出血点进行止血；或先用血管钳将出血点钳夹，然后电刀轻灼血管钳，通过器械传导至出血点以止血；也可用单极或双极电凝镊直接夹住出血点止血。

电凝止血操作简单，效果确实，是现代外科常用的止血方式。但因其热量传播范围较大，使用不当易引起周围组织粘连、重要组织损伤等并发症，操作时应注意选择合适挡位，保证操作准确、电凝时间适度，不要损伤周围组织。因手术器械多是金属制品，可起到传导作用，故应用时一定要确定没有碰触到其他的器械或组织，以免引起误伤。

现代外科手术时亦常用超声刀、微波刀等器械替代电刀进行操作。其基本原理是将电能转化为超声波或微波后作用于局部组织，相较于电刀热损伤范围较小，作用确实，是进行精细操作时的有效补充。

5. 止血带止血　止血带是外科手术常用的器械，可在手术时通过压迫作用临时阻断手术部位的上游血供，以减少手术区域的出血，保持手术野清晰，减少误伤周围组织的概率，利于手术者的手术操作，提高手术速度，缩短麻醉和手术时间。止血带亦可作为急救措施，用于大血管出血的紧急止血。

需注意止血带不可长时间使用，否则容易导致阻断血供部位缺血坏死。当手术部位已经循环不良，如血管损伤、血管栓塞等，应避免使用止血带。

常用的止血带分为橡胶管止血带、充气止血带、橡胶驱血带。橡胶管止血带是直径为 1～1.5cm 的橡胶管，灭菌后可在手术台上用来阻断手术器官的供血血管；充气止血带由气囊、压力表、充气泵组成，可在气泵作用下保持恒定压力，且能够随时调整，已成为临床手术应用止血带时的首选；橡胶驱血带常在不能使用充气止血带情况下的手术时使用。

（1）止血带的具体操作方法

1）橡胶管止血带：可灭菌后用于手术台上。如子宫肌瘤挖除术时可先在子宫下段垫湿纱布保护，然后使用橡胶管止血带阻断子宫动脉上行支，以减少手术出血，记录止血带使用时间，在止血带可应用时间内进行手术。

2）充气止血带：一般用于四肢的手术。使用时先垫数层纱布保护局部的组织，再绑止血带，给充气止血带打气维持压力，并记录止血带使用时间。一般上肢止血充气压力为 33.3～40.0kPa（250～300mmHg），下肢为 53.2～79.8kPa（400～600mmHg）。

3）橡胶驱血带：使用前要注意保护局部的组织，需先在手术的肢体裹上适当干纱布，然后用橡胶带自肢体远心端向近心端螺旋缠绕驱血至适当位置，将剩余橡胶带重叠缠绕于选取位置扎紧，最后再由驱血带的远端开始松解，直至橡胶带重叠扎紧处，记录止血带使用时间。

（2）应用止血带止血需要注意的问题

1）显示、记录止血带使用时间，并严格按时松解止血带，以防造成组织缺血坏死。可应用止血带的时间由局部器官的血供决定，一般 1 小时左右就要松开止血带，恢复血液循环。如果手术未完成，可松开止血带，待血液循环恢复一段时间后，再次扎止血带继续进行手术。目前还没有关于止血带使用安全时间的统一标准，但一般认为使用时间越短越好，最长一般不超过 2～4h。

2）注意保护止血带接触部位的组织，避免直接压迫引起局部组织损伤或坏死。一般院内可用纱布做衬垫，院外急救可选择柔软衣物做衬垫保护。

3）止血带的压力要适度，一般以略超过动脉压为宜。

4）避免压迫重要神经，如因桡神经从上臂中段肱骨表面通过，故该部位通常禁止使用止血带，以免造成难以恢复的桡神经损伤。

5）四肢止血时，应在近心端单骨干部位使用止血带。上肢出血时，止血带应绑扎于上臂中上1/3 处；下肢出血时，止血带应绑扎于大腿靠近腹股沟处。前臂、小腿为双骨干结构，难以形成有效止血效果，故应避开。使用前可适当抬高患肢促进静脉回流。

6. 药物止血　可根据患者病情在围手术期使用全身性止血药物，如蛇毒血凝酶、氨甲环酸、凝血酶原复合物等，以减少出血量、缩短手术时间、降低手术风险。一些血管收缩药如肾上腺素和去甲肾上腺素能够收缩局部血管，有时会用于组织切开时减少手术野出血。手术中也常用明胶海绵、胶原海绵等压迫填塞，或将凝血酶喷洒于创面进行局部止血。

三、分　离

分离是外科手术操作的重要组成部分，是充分显露手术野和顺利切除病变组织、解除狭窄与梗阻的重要步骤。如果分离沿着正常组织层次在解剖间隙进行，不仅操作容易，而且对组织的损伤也较少。但手术部位如有粘连、炎症或瘢痕时分离会比较困难，一些严重而广泛的粘连甚至可以成为手术的难点，极大地影响手术进程。

高质量的分离要求术者对手术局部的解剖知识非常熟悉，对相关区域的病理情况也非常清楚，按手术需要进行必要的分离，既要避免分离过度增加患者的损伤，又要避免分离不足影响手术过程。分离中要目标准确、操作轻柔，尽可能减少损伤。

分离方法分为锐性分离和钝性分离。在手术操作中，这两种分离方法常常是灵活交替使用，互相补充，缺一不可。

（一）锐性分离

锐性分离是用手术刀或组织剪等锐器在直视下做准确、细致的切割，分离创面小，对组织损伤小。锐性分离要求术者对解剖结构看得非常清楚，使用的锐器非常锋利。如组织剪锐性分离（图4-10）。

（二）钝性分离

钝性分离是用手术刀柄、组织剪、剥离子、湿纱布，甚至术者的手指进行组织分离，常用于疏松结缔组织。钝性分离创面大，对组织损伤较大。常用方法如下。

1. 手指分离　有经验的外科医师可以用手指很轻松地判断组织的边界，并安全快速地打开组织间隙。手指分离要求手术者手指的触觉灵敏度高，对组织分辨的感觉清晰，可有效控制力度，以避免引起血管、神经或其他重要组织结构撕裂。

2. 纱布分离　如果组织的密度和附着力较强，可以用湿纱布增加摩擦而有利于分离（图4-11）。

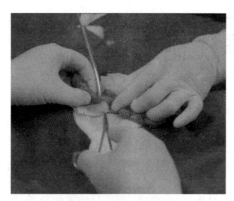

图4-10　组织剪锐性分离

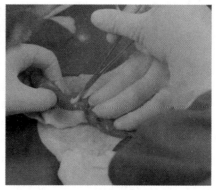

图4-11　纱布分离

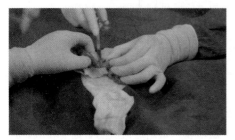

图4-12　组织剪分离

3. 组织剪分离　组织剪既可用剪刀刃做锐性剪开，也可用组织剪头端或外侧缘做钝性分离，所以手术剪是外科手术最为常用的分离工具之一（图4-12）。

4. 手术刀分离　手术刀刀柄强度高，尾端边缘圆润，也是常用的钝性分离的工具。

四、手术野的显露

手术野的良好显露是手术成功的前提。手术野显露欠佳会导致手术操作困难，盲目性增大，拖慢手术进程，且容易导致误伤。影响手术野显露的因素如下。

1. 灯光 无影灯是照亮手术部位的主要设备，应根据操作需要选择合适的角度、亮度。

2. 麻醉 适宜的麻醉方式和满意的麻醉效果是保证手术野充分显露的前提。如在进行腹部手术时，如果麻醉效果不佳，患者会因为疼痛导致腹肌紧张、切口挛缩、肠管外突，手术野显露不佳，寻找病变组织十分困难，严重的甚至造成手术无法进行。

3. 手术中患者的体位 每种手术都有不同的体位要求，合适的体位能够提供最佳手术入路，并帮助患者耐受手术过程，减少神经损伤、压力性损伤的可能。如果患者在手术中体位不当，会影响手术野的显露，使手术空间受到限制。

4. 病变位置 病变部位的解剖位置直接影响手术野的显露效果，所以手术前应根据病情充分研讨手术方案，做好手术前准备，方能保证手术的顺利。如颅脑手术时，如果病变位置较深，则颅骨、神经等结构都会限制手术野的显露，有时必须使用特殊的神经外科手术显微镜才能进行手术。

5. 切口 切口是通向病灶的门户。适宜的切口既距离病变部位近，又大小适中，能够在尽量减少损伤的前提下提供良好的手术视野。

6. 患者的因素 如肥胖患者的腹部手术，由于浅筋膜较厚，切口会显得又窄又深，手术野及操作空间受限，增加手术难度。

7. 粘连 有无粘连和粘连程度均影响手术野显露的难易。

8. 手术人员 手术人员的数目、各成员的手术技术、对手术的理解程度、相互之间的配合都影响着手术的显露效果。

9. 手术器械 根据手术需求灵活机动地选用显露器械，如各种自动牵开器、半自动牵开器、"S"形牵开器、甲状腺牵开器、挡肠板等，合适的器械可极大地改善手术视野，提高效率。

由上可知，良好的显露技术对相关人员的知识储备和实践技能有较高的要求，需要团队中的手术医师、麻醉医师、护士完美配合。

五、打　　结

打结是外科手术中最重要的基本操作技术。打结的速度，影响着手术的时间长短；打结的质量，影响着手术的质量。而手术的时间与质量则直接影响患者的恢复和预后。结扣打得不正确就有可能松动或滑脱，导致所结扎组织出血或裂开，以至不能愈合，给患者带来痛苦，影响身体恢复，甚至危及生命。因此，熟练地掌握正确的打结方法是成为一名合格外科医师的必备条件。

（一）结的种类

打结的种类见图4-13。

1. 单结 单结是外科结扣的基本组成部分，由打结线相互缠绕一圈形成，单结没有稳定性，结扎容易松散，易滑脱，不能单独应用。

2. 方结 方结是外科手术中最基本和最常使用的结扣之一，由两个方向相反的单结叠加组成，打结迅速、结扎确实、结扣残留少。

3. 三重结 3个方向相反的单结相互叠加组成三重结。方向相反的单结反复叠加能够使结扣更加牢固，不易松脱。同理N个方向相反的单结叠加组成N重结，适用于重要的血管或张力较大的组织的结扎，或者用于较滑材质制作的线的打结。

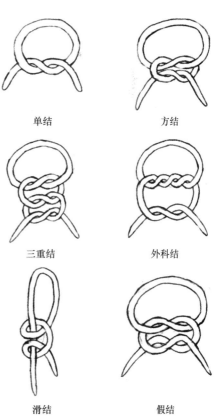

单结　　　　　　方结

三重结　　　　　外科结

滑结　　　　　　假结

图4-13 结的种类

4. 外科结 结扎线互相缠绕两周形成第一个单结，然后叠加一个方向相反的结扎线互相缠绕一周的单结组成外科结。外科结增加了结扣的摩擦力，使之更加牢固，不易松动或滑脱，适用于张力较大的组织的结扎。

5. 滑结 滑结与方结的结构非常类似，打滑结与打方结的手法与拉线的方向是相同的，区别在于打结时拉线双手的力量。双手力量相同打出的是方结，双手力量不同就形成滑结。所以，改变双手的力量，方结与滑结可以相互转化。滑结结扎不牢固，极易松脱，只有在特殊条件下才会应用。作为初学者，要先学会平衡双手力量，熟练掌握打方结的技巧。

6. 假结 假结由方向相同的两个单结组成，结扣容易滑脱，要尽量避免。假结与方结的区别在于组成结扣的两个单结的方向是否相同。

（二）打结的注意事项

1. 手拿线的注意事项。以单手打结为例，要想把结打的确实牢固，首先要把线拿确实。手术中所用的缝合线一般都是润湿的细线，需用手指尖端拿牢。打结的过程中手指捏到线的适宜位置之后，不要再沿线滑动，避免引起线结松动或掉线。

2. 分清打结两条线的位置。为方便讲述，我们以水平切口为分界，将打结线按距离术者的位置分为近侧线与远侧线。

3. 一个单结结束时两条打结线的位置互换。开始时在近侧的线在一个单结结束时应在远侧，反之亦然。

4. 相邻两个单结的方向相反。

5. 打结时在最后成结的一瞬间要求左手着力点、右手着力点、线结三点在一条直线上，且和结扎形成的线圈在同一个平面里。

6. 两手用力要均匀，且力量相等。初学者的辅助手或近侧手往往力量偏大或持续不放松，导致形成滑结。

7. 打结是两只手的配合，两只手要同时运动，避免一只手固定，另一只手围绕固定手做相对运动。

8. 打结只有在成结瞬间才需要将打结线拉紧，不应始终保持线的张力，否则容易断线，甚至损伤结扎组织。

9. 深部打结时，因操作空间狭小两手不能同时靠近结扎部位，可以在成结后一手拉线，另外一只手的手指将结扣轻轻推移至结扎部位后，三点一线，两手收紧结扣。

10. 结扎张力较大的组织时，可在收紧第一个单结以后，助手辅助固定结扣，方便继续打结。

11. 打结的力度要适应所结扎的组织。用力过度则结扎线切割组织造成损伤；力量过小则线结结扎不牢，容易滑脱。

12. 打结开始的单结没有固定顺序，根据主动手拿线不同，打相应的单结。

13. 因为拉线方向容易混，推荐两种记忆的方法以供借鉴。一种是只记一只手的位置和方向，另一只手做相对改变即可；第二种方法是记挑线的手指，示指挑线拉线向近侧，中指挑线拉线向远侧。

（三）打结法

打结法由徒手打结法和器械打结法组成，徒手打结法又分为单手打结法和双手打结法。而单手打结法又分为右手打结法和左手打结法，双手打结法也可以分为左手为主的双手打结法和右手为主的双手打结法。右手打结是临床上最为常用的打结方法。

1. 单手打结法

（1）方结：方结由示指结和中指结组成。以右手打结法为例。

1）示指结：右手为主动手，拿远侧线，打示指结（图4-14）。

开始手势，即右手拇指和中指拿线，线尾在右手的掌心侧（图4-14A）。右手示指尖端挑右手线与左手的线相交形成线圈。此时，右手示指尖端在线圈内，切记，示指不要过分深入线圈，否则不利于示指挑线（图4-14B、C）。右手屈示指靠近掌侧面，示指尖端挑右手线（图4-14D、E、F）。右手拇指与示指捏线，将中指与环指放在与示指同侧，将打结线拿确实（图4-14G）。右手拉线向近侧。左手相对拉线向远侧（图4-14H）。

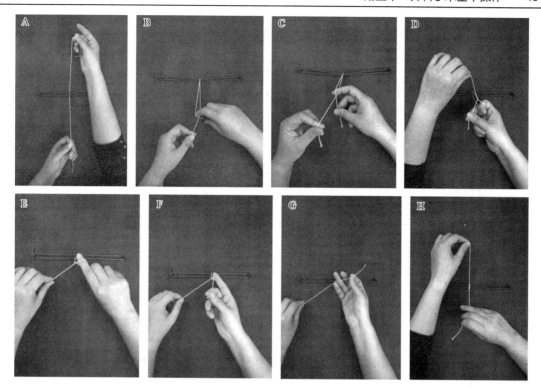

图 4-14 示指结打法

A. 起式；B. 示指挑线与左手线形成线圈（正面）；C. 示指挑线与左手线形成线圈（侧面）；D. 在右手线右侧屈示指；E. 示指挑右手线过线圈；F. 翻手，右手线在示指尖端；G. 拇指、示指捏线，中指、环指在示指同侧；H. 拉线成结

2）中指结：右手拿近侧线，打中指结（图 4-15）。

开始手势，即右手拇指和示指拿线，手背朝上，中指和环指在右手线上，线尾在右手的虎口侧（图 4-15A）。右手原地翻手，掌面朝上，将右手线缠绕在中指和环指上（图 4-15B）。左手拉线放在右手示指与中指之间，两线相交形成线圈，右手的中指、环指在线圈内（图 4-15C）。右手中指挑右手线（图 4-15D）。右手中指与环指夹线，原地翻手 180°将线拖过线圈。此时线缠绕在中指上，用拇指与中指捏住线尾，将打结线拿确实（图 4-15E、F、G）。右手拉线向远侧，左手相对拉线向近侧（图 4-15H）。

3）左手打结法：是右手打结法左右手的动作互换。

（2）三重结：3 个方向相反的单结重叠组成三重结。在上述方结的基础上叠加一个单结形成。同理，N 个方向相反的单结重叠组成 N 重结。

在上述的操作中，示指结的结束手势就是中指结的开始手势，反之亦然。打结是一个连贯的过程，这样既避免了手指在线上滑动、变换手势导致结的松动，又可以缩短手术时间。

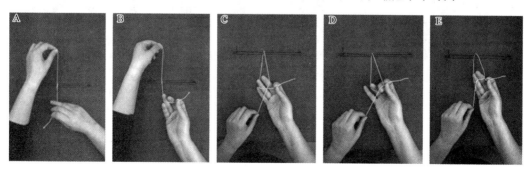

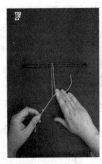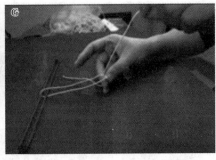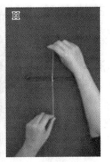

图 4-15　中指结打法

A. 起式；B. 翻手；C. 两线相交形成线圈；D. 中指挑右手线；E. 中指、环指夹线；F. 翻手拖线过线圈；
G. 拇指、中指捏线；H.拉线成结

（3）外科结：外科结与方结的不同在于第一个单结打结线相互缠绕两圈。

1）第一个绕两圈的单结（图 4-16）：手打外科结第一个单结的时候，左手、右手都是主动手，在同一个线圈里各自打各自的结。以右手拿远侧线，左手拿近侧线为例。右手拿远侧线，打示指结；左手拿近侧线，打中指结。

开始手势，即右手拇指和中指拿线，线尾在右手的掌心。左手拇指和示指拿线，手背朝上，中指和环指在左手的线上，线尾在左手的虎口侧（图 4-16A）。右手示指尖端挑右手线与左手线相交形成线圈（图 4-16B）。左手翻手，掌面朝上，中指和环指自下而上从线圈中穿过。注意：右手在线圈右（上）侧，左手在左（下）侧（图 4-16C）。右手示指挑右手线打示指结，左手中指挑左手线打中指结（图 4-16D）。右手用拇指与示指捏线，中指与环指放在与示指同侧，将打结线拿确实；同时，左手中指与环指夹住线，翻手将线拖过线圈，拇指与中指捏线，将结扎线拿确实（图 4-16E）。右手拉线向近侧，左手拉线向远侧（图 4-16F）。

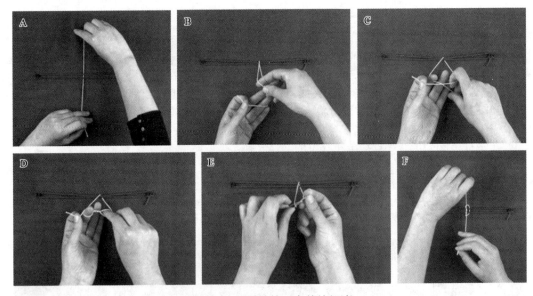

图 4-16　外科结第一个单结打法

A. 起势；B. 双手都是主动手；C. 两线相交成线圈；D. 在同一线圈内两主动手各自挑线；E. 两主动手各自捏线；F. 拉线成结

2）第二个单结：根据个人习惯可以选择用左手或右手打一个方向相反的单结。

2. 双手打结法　双手打结又叫作张力打结，打结过程中缝线始终保持一定的张力，常应用于结扎张力较大的组织。

双手打结法中双手同时作为主动手去打结，分为负责挑线的手和负责送线的手。所以，按挑线手的区别，双手打结法也可以分为左手挑线的双手打结法和右手挑线的双手打结法，其本质相同，可依据个人习惯自由选择。

（1）双手打结法的要点

1）挑线手拿线的手势为"开枪式"拿线，即中指、环指、小指握拳拿住线，线尾在小指端，拇指向上负责挑线，示指前伸负责配合捏线，手的形状如同游戏时以手比枪（图 4-17）。送线手只要将线拿牢即可（图 4-18）。

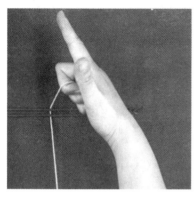
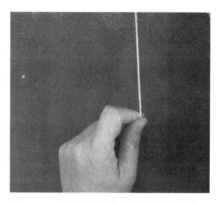

图 4-17　双手打结法（"开枪式"拿线）　　图 4-18　双手打结法（拇指示指拿线）

2）挑线时总是用拇指从近侧线的线下开始挑线。

3）打结时应始终保持两线的张力。

4）其余注意事项与单手打结法相同。

（2）双手打结的方法：以右手为挑线手的双手打结法为例讲述双手打结的方法。

1）作为挑线手，右手 "开枪式"拿线，即中指、环指、小指握拳拿住线，线尾在小指端，拇指上挑，示指前伸。以右手拿远侧线为例（图 4-19）。

左手是送线手，拿近侧线，只要拇指与示指将线拿牢即可（图 4-19A）。右手拇指从近侧的左手线下绕过，将左手线拉向右侧，即将右手线在左手线上挑向左侧，两线相交形成线圈（图 4-19B、C、D）。左手将左手线送至右手拇指掌侧面，右手拇指、示指捏住左手线，左手松开（图 4-19E、F）。右手拇指、示指捏线，向下翻手将左手线送过线圈（图 4-19G）。左手接住线尾，拉向远侧，同时右手拉向近侧，将单结打牢（图 4-19H、I）。

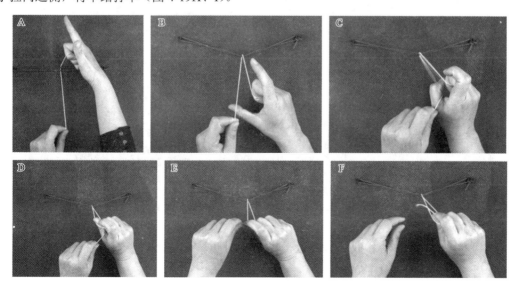

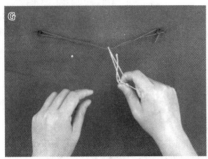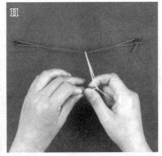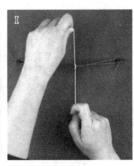

图 4-19　双手打结法（右手拿远侧线）

A. 起式；B. 拇指从下方勾近侧线；C. 拇指从下方挑远侧线；D. 两线形成线圈；E. 将线尾送至拇指、示指间；F. 拇指、示指捏线；

G. 拇指、示指送线过线圈；H. 接线；I. 拉线成结

　　2）此时右手"开枪式"拿近侧线，左手拿远侧线（图 4-20A）。右手拇指从线下挑右手线，左手将左手线搭在右手拇指与示指之间的右手线段上，两线形成线圈（图 4-20B、C）。右手拇指与示指捏在一起，向下翻手穿过线圈到达线圈下方（图 4-20D、E）。左手将左手线送于右手拇指、示指之间（图 4-20F），松开左手，右手拇指、示指捏线向上送过线圈（图 4-20G）。左手接住线，拉向近侧，同时右手拉向远侧（图 4-20H、I）。

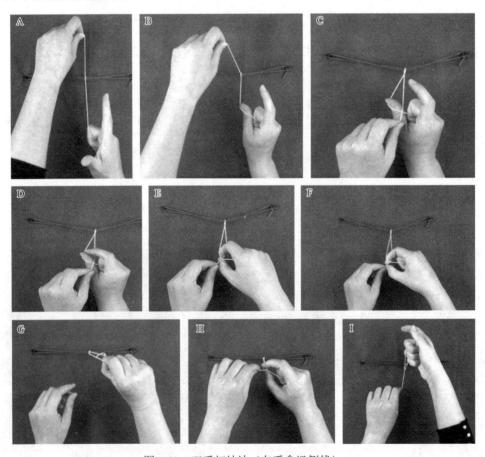

图 4-20　双手打结法（左手拿远侧线）

A. 起式；B. 拇指从下方挑近侧线；C. 两线形成线圈；D. 捏起拇指、示指；E. 将线尾送至拇指、示指间；F. 拇指、示指捏线；

G. 拇指、示指送线过线圈；H. 接线；I. 拉线成结

3. 器械打结法 器械打结法所用器械为持针器。

（1）打结注意事项：将持针器放在远侧线和近侧线之间，左手把左手线自上而下绕在持针器上形成线圈，熟练以后可以用持针器挑左手线形成线圈。需注意两个相邻的线圈的方向是相反的。

（2）器械打方结：以左手拿近侧线为例，右手拿持针器，具体操作见图4-21。

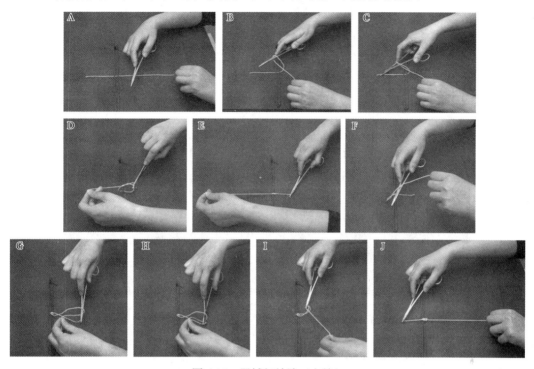

图4-21 器械打结法（方结）

A. 将持针器放在远侧线和近侧线之间；B. 左手线绕在持针器上形成线圈；C. 持针器夹持远侧线线尾；D. 左手拖线圈自持针器上滑下与远侧线相交形成单结；E. 左手线拖向远侧，同时持针器拖线向近侧；F. 持针器放开线尾后再次放在远侧线和近侧线之间；G. 左手线绕在持针器上形成线圈；H. 持针器尖端夹持近侧线线尾；I. 左手拖线圈自持针器上滑下与近侧线相交形成单结；J. 左手线拖向近侧，持针器拖线向远侧

（3）器械打外科结

1）第一个单结：以左手拿近侧线为例，右手拿持针器。具体方法见图4-22。

2）第二个单结：打第二个单结的具体方法见图4-23。

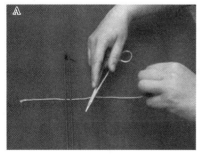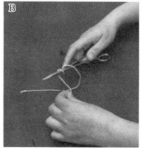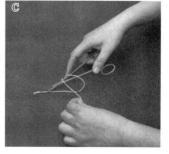

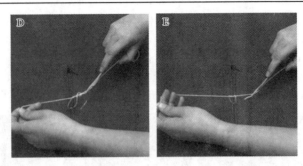

图 4-22　器械打结法（外科结第一个单结）

A. 将持针器放在远侧线和近侧线之间；B. 左手线在持针器上绕两圈形成线圈；C. 持针器尖端夹持远侧线线尾；D. 左手拖线圈自持针器上滑下与远侧线相交形成第一个绕两圈的单结；E. 左手线拖向远侧，持针器拖线向近侧

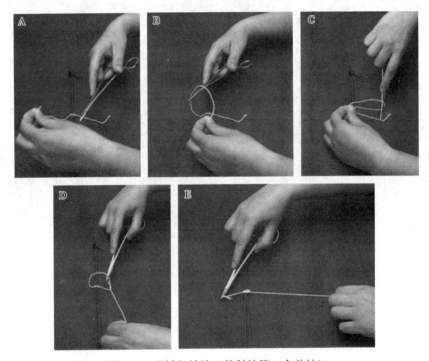

图 4-23　器械打结法（外科结第二个单结）

A. 持针器放开线尾后再次放在远侧线和近侧线之间；B. 左手线在持针器上绕一圈，形成线圈；C. 持针器尖端夹持近侧线线尾；D. 左手拖线圈自持针器上滑下与近侧线相交形成单结；E. 左手线拖向近侧，持针器拖线向远侧

六、缝　　合

　　缝合是重要的外科手术基本操作技术，是恢复因外伤或手术切开而断裂的组织、器官的连续性及重建器官结构、恢复机体功能的重要手段。此外，缝合还可以起到止血、整形的作用。

　　缝合的方法与缝合的组织器官是相适应的，现代外科常用的缝合方法有人工缝合、钉合器钉合、吻合器吻合等。钉合器一般用于皮肤的切口，而吻合器多用于空腔脏器的对合，它们的应用简化了手术操作，节省了手术时间，创面对合整齐，对组织刺激小，切口愈合良好。但是，因为钉合器、吻合器的应用范围相对有限，且使用成本较高，所以人工缝合仍然在手术中占有非常重要的地位。人工缝合是由手术医师使用持针器、缝针、缝线进行操作，具有操作灵活、适用范围广的特点，是外科医师必须熟练掌握的基本功之一，下文中将人工缝合简称为缝合。

（一）常用缝合器械的使用方法

1. 持针器 持针器有以下 3 种握持方法。

（1）双指扣：双指扣是最经典的握持手法，适用于几乎所有的双指环式医疗器械，指将右手拇指和环指分别套入指环控制开、合，示指在前轻放于器械柄上稳定器械（图 4-24）。对于缝合来说，这种握持方法多用于深部、精细、幅度小的缝合。

1）双指扣握持方法的注意事项

①拇指、环指进入指环不宜太深，否则容易影响操作的灵活性。②示指自然弯曲放在持针器柄的上方，而不是持针器的侧方。③拇指、环指控制持针器的开、合，而不是缝针的运行。

2）双指扣握持方法常见错误

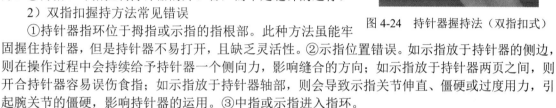

图 4-24 持针器握持法（双指扣式）

①持针器指环位于拇指或示指的指根部。此种方法虽能牢固握住持针器，但是持针器不易打开，且缺乏灵活性。②示指位置错误。如示指放于持针器的侧边，则在操作过程中会持续给予持针器一个侧向力，影响缝合的方向；如示指放于持针器两页之间，则开合持针器容易误伤食指；如示指放于持针器轴部，则会导致示指关节伸直、僵硬或过度用力，引起腕关节的僵硬，影响持针器的运用。③中指或示指进入指环。

（2）单指扣：仅限于持针器的开合，适用于力量较小的或初学的操作者（图 4-25）。

1）单指扣握持方法的注意事项

①中指、环指、小指屈曲，把控持针器的一个指环。②在需要打开或合拢持针器时，将拇指置于持针器的指环内。③利用拇指的力量控制持针器打开、合拢。

2）单指扣握持方法常见错误

①缝合时拇指仍位于指环内。②环指，而不是拇指进入指环。③在拇指进出指环的过程中，中指、环指、小指不能稳定持针器，导致持针器晃动。

（3）把握式：又叫作大把抓，操作简便灵活，是临床上广泛应用的一种握持方法（图 4-26）。

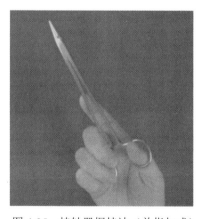
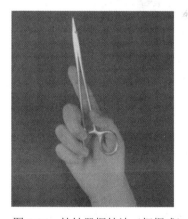

图 4-25 持针器握持法（单指扣式） 图 4-26 持针器握持法（把握式）

1）把握式握持方法的注意事项

①用整个手掌把控持针器的两个指环。一个指环平放于大鱼际表面，一个指环位于环指指根部。指环平贴于掌侧，从手背侧看不到指环。②持针器的打开是把握式的难点。其要点为：右手的中指位于指环与持针器卡扣的交界处，环指位于指环上，中指、环指用指尖向垂直掌心方向轻微用力，固定持针器；大鱼际用力将平贴在其上的指环向远离掌心方向抬起，打开卡扣；拇指置于持针器柄外，控制打开的幅度（图 4-27）。

把握式打不开持针器，往往是中指、环指的指腹固定持针器，用力方向与掌面平行导致。可放下持针器，右手握紧拳头，观察此时中指与环指的位置与用力方向即是指尖向掌心方向用力。

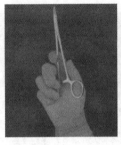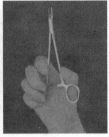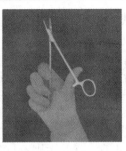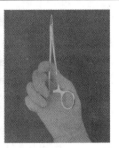

图 4-27 把握式握持持针器的打开方式

2）把握式握持方法常见错误

①用拇指、指环卡住持针器，手掌空虚。此种方法不易打开持针器，而且操作时间长会引起拇指的劳累，导致操作稳定性下降（图 4-28）。②手的位置接近持针器的尖端，以至于指环位于近手腕处，超出手掌的范围。这样操作对持针器的控制减弱，在缝合的过程中容易出现持针器在手中转动，稳定性减弱，且不易开合（图 4-29）。

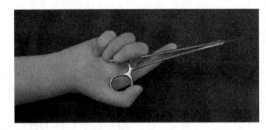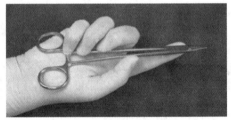

图 4-28　把握式握持方法常见错误（一）　　　图 4-29　把握式握持方法常见错误（二）

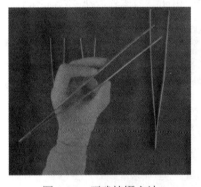

图 4-30　正确持镊方法

2. 缝合针　缝合针简称缝针，由针尖、针体和针尾 3 部分组成。根据弧度不同，缝针可分为 1/2 弧、3/8 弧等型号。相同大小的缝针弧度越大，能够缝合的组织越深。根据针尖不同，常见的缝针可简要分为三角针和圆针两大类。应根据缝合的组织位置、特点合理选择缝针，尽量选用损伤小的缝针。

3. 缝线　根据材质不同，缝线分为可吸收线和不可吸收线；根据线的粗细不同又可以分为若干型号。应根据缝合组织的需要，选择适合的缝线。

4. 手术镊　手术镊用以夹持组织。根据手术部位距离皮肤表面深浅不同，手术镊有不同的长度。根据手术镊的尖端形状不同，可分为有齿镊和无齿镊（平镊）。

（1）正确的持镊姿势是拇指与示指、中指共同把控手术镊，持镊要稳而力量适度（图 4-30）。

（2）错误的持镊方式有把握式持镊：稳定、力量大，但是遮挡器械，容易误伤，是最常见的错误姿势；环指参与持镊；拇指与示指持镊（图 4-31）。

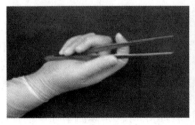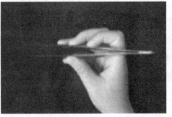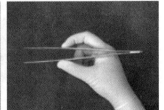

图 4-31　常见的错误持镊姿势

5. 手术剪 手术剪分为组织剪和线剪。组织剪刃薄、锐利，主要用于分离和剪开组织。线剪的刃较钝厚，多为直剪，又分为剪线剪和拆线剪。使用时组织剪与线剪不能混用。

（1）手术剪握持方法：为双指扣法（图4-32）。

（2）手术剪握持常见错误：初学者持剪常犯错误是将示指或中指扣入指环内（图4-33），这种方法持剪不稳定，直接影响操作的精确性。

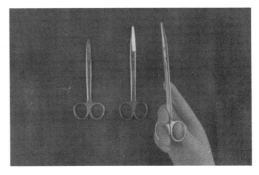

图4-32 手术剪握持方法（双指扣法）

（二）缝合的注意事项

1. 持针器与针、线的衔接 持针器的尖端夹持缝针的中后 1/3 交界处，回头线占整个线长的 1/3 左右（图4-34）。

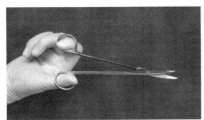 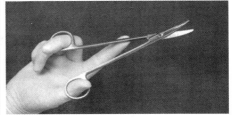

图4-33 常见的错误持剪手法

常见错误：①用持针器根部夹针。②持针器夹持针尾。针尾薄弱，用力方向不当或力量过大时容易折断。③回头线过长。缝合时需多次牵拉缝线，对组织造成不必要的损伤。

2. 运针、进针、出针 缝合作为有创操作，应始终注意降低操作对组织的损伤。假设我们把要缝合的组织分成若干个平面，以缝针穿过其中一个平面为例，当缝针的针尖垂直缝合平面进针，此时在此缝合平面上留下的痕迹是一个点，顺着缝针的弧度行针使针体依次穿过这个点，意味着损伤最小。所以，运针原则是尽量保证针尖垂直于所经过的每个平面，顺着缝针的弧度行针。

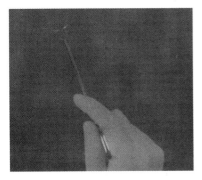

图4-34 持针器夹持缝针

缝合过程中，右手的作用是稳固而灵巧地把控持针器，持针器的作用是稳定地夹持住缝针，当针在组织内运行时，手、持针器、缝针三者位置关系不能改变，这样才能保证稳定、精确的操作。当针离开组织后，才可调整持针器或缝针的位置。缝合时，行针的力量来自于手腕和前臂的旋转，即先旋转手腕和前臂使针尖垂直于所缝合的平面，然后顺着缝针的弧度旋转手腕和前臂。所以，当针大小、弧度不同时，旋转手腕和前臂的幅度也不同。

常见错误：①行针的力量来自于示指；②行针的力量来自于整个手部；③行针时手腕和前臂旋转幅度与缝针的弧度不符；④当针在组织内运行时，持针器在手里做旋转以推动缝针前进。

3. 缝线滑脱 除了针线一体的情况外，缝线滑脱是令初学者头疼的常见问题之一。防止缝线的滑脱，靠的是双手的配合。开始缝合前可把缝线跟缝针一起放在持针器的卡槽里，避免掉线，但这个位置显然在缝合过程中不能保持。防止缝线的滑脱，更重要的是靠左手的辅助，在缝合过程中与右手配合适时固定回头线的位置，可防止滑脱，细节详见缝合手法。

4. 组织对合 缝合组织要严格按照解剖的组织层次严密对合，尽量减少错位，勿留死腔。

5. 缝合器械和缝合方法要与组织相适应 缝合要根据不同的组织器官、不同的位置，选择适宜的器械和相应的缝合方法。如表浅的手术部位缝合常选用短小的器械，而深部手术就需要长的手术器械进行操作。缝合时还要注意选用与组织结构、状态及缝合目的相匹配的缝线，选择适宜的缝合方法，保证缝合质量。

6. 针距与组织相适应 进针点与切缘之间的边距、两针之间的针距都要根据不同的器官组织结构、不同的患者情况进行个体化选择。在保证缝合效果的前提下，既要减少操作损伤，又要保持整齐美观。如果边距、针距过小，则缝合组织少，容易结扎过紧，影响局部血液循环；边距、针距过大，则结扎线圈内组织多，容易结扎不牢，组织对合不严。

7. 缝合结扎的力度要与组织相适应 缝合后结扎力度要与组织相适应。力度过大会影响局部血液循环，不利于伤口愈合；力度过小则组织对合不严、残留死腔、局部止血不确实，容易形成血肿或血清肿，影响愈合，甚至导致感染。所以，不同个体、不同组织结扎的力度是不一样的，需要仔细地体会其中的细微差别，积累自己的经验。

（三）常用缝合方法

外科基本缝合方法根据缝合后切口两侧组织的对合状态分为 3 大类，即单纯缝合、内翻缝合和外翻缝合。缝合后使切口或创缘两侧组织直接对合的缝合方法称为单纯对合缝合，简称单纯缝合；缝合后使两侧创缘向缝合组织内翻，保持伤口外表面平滑的缝合方法称为内翻缝合；外翻缝合则是缝合后使两侧创缘部分向组织表面翻出，利于创缘对合或使被缝合结构内面保持光滑。

每一种缝合方法中根据缝线是否连续又分为间断缝合和连续缝合。间断缝合是指每缝一个线圈就打一个结，操作简单，对合牢固可靠，切口的闭合由多个独立的线圈共同维持，其中某个线圈松脱或某段切口愈合欠佳都可以单独处理，不影响整个切口。但是间断缝合操作时间长、用线多、线结残留多。

连续缝合是用一根缝线缝合一段或整个伤口，在缝合开始和结束部位各打一结，缝合操作省时，力量分布均匀，节省缝线。但缺点是一处缝线断裂或局部切口愈合不良需拆除缝线时，将不得不使全部缝线松脱，伤口裂开。所以，连续缝合的限制较多，应用不如间断缝合广泛。

1. 单纯缝合

（1）单纯间断缝合：单纯间断缝合是应用最广的缝合方法之一，同时也是所有缝合方法的基础，包含了几乎所有的基本缝合手法，其余的缝合方法可以在单纯间断缝合的基础上做一些调整，通过改变线的连续性、线的位置或进针点、出针点的位置得来。所以本章以单纯间断缝合为例，详述缝合的基本手法。

单纯间断缝合除了缝合菲薄的组织之外，一般都是分两针或更多针来进行的。从一侧创面顶部进针到创面底部出针，然后从另一侧创面底部进针到创面顶部出针，目的是确保将创面从顶到底严密对合，不留死腔。

以下以最简单的皮肤横切口为例来讲述单纯间断缝合的方法。右手把握式拿持针器，左手拿手术镊。用持针器夹针的中后 1/3 交界处，针尖在持针器下方，针尖朝向术者，针尾纫好缝线。

以水平切口为界，距离术者远的部位称为远侧，近的称为近侧。从切口远侧开始缝合。一般单纯间断缝皮进针点距切缘的边距为 0.5～1cm，两针之间的针距为 0.8～1.2cm，根据患者皮肤张力不同选择适宜的距离。旋转手腕和前臂，使针尖垂直于切口皮肤平面（图 4-35）。

手腕轻轻用力垂直进针，顺着针的弧度旋转手腕和前臂，使针尖垂直于所经过的每一个平面前进，针体跟随针尖运行，直至持针器尖端抵达皮肤表面不能再前行，此时缝针前部已露出。右手保持姿势控制缝针，与左手的镊子进行针的交接（图 4-36）。

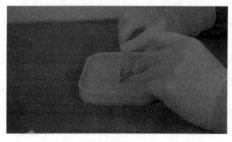
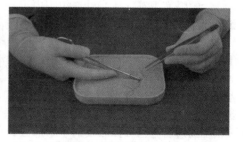

图 4-35 针尖垂直于切口平面　　　图 4-36 顺针的弧度行针

左手镊子与缝针的前部成斜角交叉，轻轻固定缝针避免其晃动（图 4-37）。注意调节镊子固定缝针的力量，用力过度容易使针发生旋转。

左手镊子固定好缝针后，右手打开持针器。右手翻手手背朝上，用持针器夹持自组织中露出的缝针的前部，合拢持针器固定缝针后，右手恢复把握式的缝合姿势（因为个人习惯不同，开合持针器时可有手法的变动），左手的镊子放开缝针（图 4-38）。

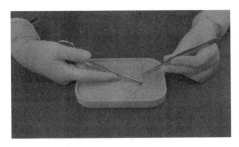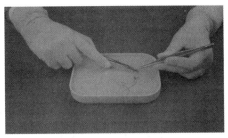

图 4-37　镊子固定缝针　　　　　　　　图 4-38　移动持针器

右手手腕和前臂顺缝针的弧度旋转并向上提，出针，见图 4-39。缝合过程中注意控制操作平稳，避免晃动缝针导致损伤。

当针尾刚刚离开组织的时候，针孔上的两根线（主线和回头线）位置固定，没有滑动，左手镊子在靠近针尾的位置同时固定这两根线，两手一起拖线，以防缝线滑脱（图 4-40）。

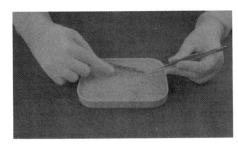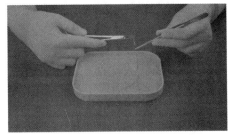

图 4-39　持针器出针　　　　　　　　图 4-40　镊子防掉线

出针后，如继续缝合，需调整缝针位置，即用镊子固定缝针前部，持针器打开小口顺针体滑动到缝针的中后 1/3 交界处，重新夹持缝针。

使用上述手法，从切口底面垂直进针，皮肤表面出针，缝合近侧组织。当针尾离开组织时，左手把镊子收在掌中，拇指、示指捏住针孔的位置，同时固定缝针和缝线，配合右手持针器使用器械打结法打结，完成一个单纯间断缝合过程（图 4-41）。

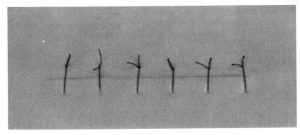

图 4-41　单纯间断缝合

临床操作中可以正手出针（手掌面朝上），也可以反手出针（手背朝上）。一般深部组织缝合时，由于活动空间小、操作精细，为避免遮挡视野，常选用正手出针；而表浅部位的缝合活动空间大，更适合反手出针。

（2）"8"字缝合：常用于缝扎止血或肌腱、韧带的缝合。就是保持缝线连续性的两针间断缝合组合在一起后打结，因其投影形状如同阿拉伯数字"8"而得名。根据"8"字中间交叉线的位置，分为交叉线暴露在组织表面的外"8"字缝合和交叉线在组织深部的内"8"字缝合（图4-42）。

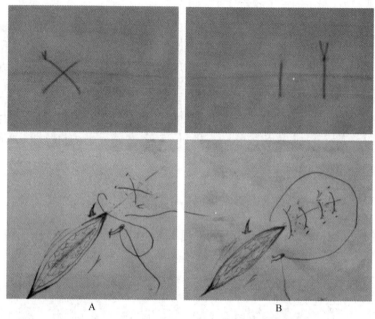

图4-42 外"8"字缝合（A）与内"8"字缝合（B）

（3）单纯连续缝合：可用于张力较小的胸膜或腹膜的缝合。单纯连续缝合是多个单纯间断缝合的汇总，只是保持了缝线连续性，其主要技巧是在缝合开始和结尾处要各自打结。开始处打结跟单纯间断缝合打结一样，只是打结后缝针侧线不剪断。随着每一针缝合出针，助手帮助将缝线拉紧，将切口对合。最后一针进针前将回头线留长，这样缝合结束时回头线的线尾就留在切口对侧，将针尾线与它打结，成为收尾的结扣（图4-43）。

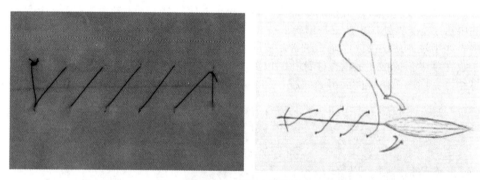

图4-43 单纯连续缝合

（4）连续锁边缝合：又叫毯边缝合，闭合及止血的效果好，常常与别的缝合方法穿插使用。如单纯连续缝合时碰到局部出血，可加用一针或几针锁边缝合，止血后，继续单纯连续缝合。连续锁边缝合与单纯连续缝合的区别有二，一是出针时将缝线从原来针的左侧移到右侧；二是收尾时，将缝针针尖转向对侧，由近侧向远侧反向缝合，然后打结（图4-44）。

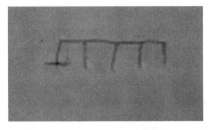
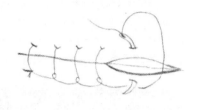

图 4-44 连续锁边缝合

（5）皮内缝合：一般用在颜面部、颈部手术皮肤切口的缝合。与丝线外缝合相比，皮内缝合皮肤表面不露出缝线、切口对合好，形成瘢痕小。缝合时，缝线方向与切口方向平行，缝针与皮肤表面平行，与创面切缘垂直，交替穿过切缘两侧的真皮层，每针进针点与对侧创缘出针点对称，最后抽紧，使切口对合（图 4-45）。

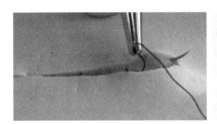
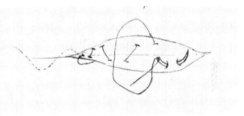

图 4-45 皮内缝合

（6）减张缝合：常用于较大张力切口的加固缝合，用以减少切口的张力，如瘢痕较大的腹部二次手术切口。具体方法如下：用粗丝线于切缘 2cm 以外进针，贯穿皮肤、皮下组织及肌肉层，再从切口对侧皮肤的对应点出针。根据切口张力大小可每间隔 3～5cm 做一针减张缝合。因为减张缝合力度大、缝线粗、需要保留的时间长，所以，需要在缝线上套上一段橡胶管或硅胶管做枕垫，减少缝线对皮肤的割裂（图 4-46）。减张缝合一般需要 14 天才能拆线。

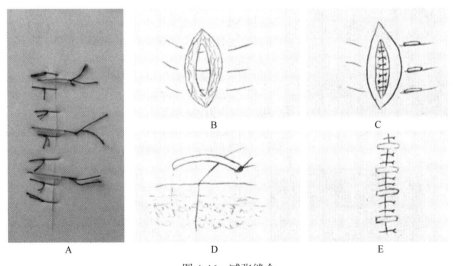

图 4-46 减张缝合

A. 减张缝合的切口；B. 减张缝合层次示意图；C. 在缝合线上穿上橡胶管；D. 减张缝合打结；E. 减张缝合切口示意图

2. 内翻缝合 常用于消化道、膀胱的缝合或腹腔脏器切口的包埋。缝合后切缘两侧内翻对合，防止黏膜外翻及内容物外漏；外侧浆膜层紧密对合包埋切口，可加固切口并恢复浆膜层的连续性，能够减少切口与其邻近组织器官及大网膜的粘连。

（1）单纯间断全层内翻缝合：常用于胃肠道的吻合（图 4-47）。缝合方法如下。

从近侧消化道断端管腔内黏膜层进针，贯穿消化道壁全层，在浆膜层出针。跨过切口，从远侧消化道断端浆膜层进针，消化道管腔黏膜层出针。

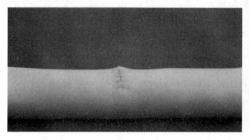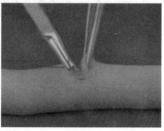

图 4-47　单纯间断全层内翻缝合

各层的出针点、进针点以切口为中线对称，但黏膜层的进针点、出针点距离切口近，而浆膜层两点距离切口远，4 个点形状类似一个倒梯形。打结后线结在消化道内，形成内翻（图 4-48）。

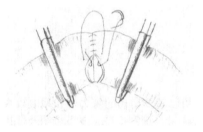

外侧：浆膜层

内侧：黏膜层

图 4-48　单纯间断全层内翻缝合示意图

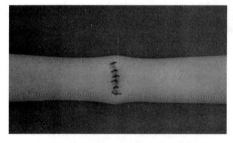

图 4-49　间断垂直褥式内翻缝合

（2）间断垂直褥式内翻缝合：是胃肠道手术常用的缝合方法，一般在胃肠道完成吻合、恢复连续性后进行，用以包埋切口、减少粘连、加固吻合口（图 4-49）。需注意此缝合仅限于在浆肌层内，不穿透肠壁黏膜层。缝合方法如下。

左手持镊子将切口远侧距离切缘 0.4～0.5cm 处浆肌层提起，从距离切口远侧浆膜面进针，缝针经浆肌层内穿过，从切口同侧距离切缘约 0.2cm 处浆膜出针。跨过切口，距离切缘 0.2cm 处浆膜进针，距离切缘 0.4～0.5cm 处浆膜出针。打结后将切口内翻包埋在光滑的浆膜以内（图 4-50）。

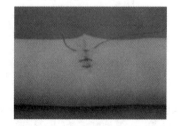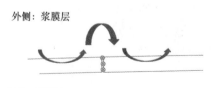

外侧：浆膜层

内侧：黏膜层

图 4-50　间断垂直褥式内翻缝合方法

（3）间断水平褥式内翻缝合：用于缝合胃肠道小的穿孔或包埋胃肠道吻合口。由方向相反的两针垂直褥式内翻缝合组成（图4-51）。第一针从远侧缝向近侧，从远侧距离切缘0.4~0.5cm浆膜面进针，缝针经浆肌层穿过，从切口同侧距离切缘约0.2cm处浆膜出针。跨过切口距离切缘0.2cm处浆膜进针，经浆肌层至距离切缘0.4~0.5cm处浆膜出针。第二针缝法相同，只是缝合方向相反，从近侧向远侧缝，完成后打结。注意用于包埋时，缝针仅穿过浆肌层；用于缝合小的穿孔时可缝合全层。

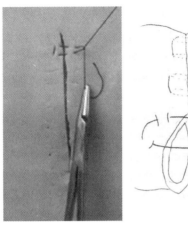

图4-51　间断水平褥式内翻缝合方法

（4）连续全层平行褥式内翻缝合：多用于胃肠道前壁全层的缝合。缝合方法如下（图4-52）。第一针同单纯连续缝合，全层缝合消化道壁，打结。第二针开始从切口一侧浆膜进针、黏膜出针，贯穿全层，再从切口同侧黏膜进针、浆膜出针，缝合方向与切口平行，针距0.3~0.5cm，边距约0.2cm。以切口为轴，以出针点在切口对侧浆膜层的对应位置为进针点，浆膜进针、黏膜出针，再从同侧黏膜进针、浆膜出针，方法同前。如此反复进行关闭切口，过程中注意收紧缝线，使切缘内翻对合，最后打结。

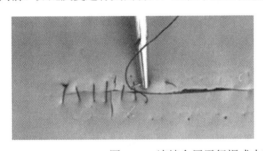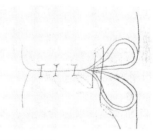

图4-52　连续全层平行褥式内翻缝合方法

（5）连续水平褥式浆肌层内翻缝合：可用于胃肠道前后壁浆肌层的缝合，用来包埋、加固吻合口，减少粘连。缝合方法类似于连续全层平行褥式内翻缝合，但缝合深度至浆肌层，不贯穿全层。

（6）荷包缝合：常用于包埋阑尾残端、胃肠道小伤口等，缝合的部位在浆肌层。以创面为圆心，环绕其一周在浆肌层做连续缝合后，将创面压入，打结包埋。对于切口边角部位的包埋，也可灵活使用荷包缝合的方法，用半荷包包埋，即只缝半圈便打结包埋（图4-53）。

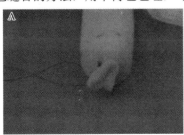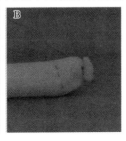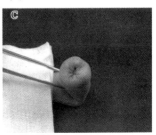

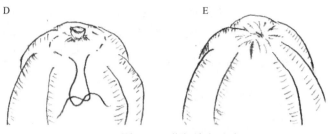

图 4-53　荷包缝合方法

A. 荷包缝合上面观；B. 荷包缝合侧面观；C. 荷包缝合收紧效果图；D. 荷包缝合示意图；E. 荷包缝合收紧效果示意图

3. 外翻缝合　常用于较松弛皮肤切口的对合和血管的吻合。皮肤切口创缘外翻，有利于创缘良好对合，促进其愈合；血管吻合后吻合口两侧的血管壁向外翻出，使血管内壁保持光滑，可以避免血栓形成。

（1）间断垂直褥式外翻缝合：多用于松弛皮肤处切口对合，如颈部、阴囊、腹股沟等处。缝合方法是在切口远侧距离切缘 5～8mm 处进针，经切口底部跨切口至近侧对称位置出针；将针尖倒转，从切口近侧距离切缘 1～2mm 处进针，仅穿过切缘至切口远侧对称位置出针，打结，两侧皮缘外翻对合（图 4-54）。

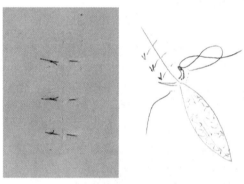

图 4-54　间断垂直褥式外翻缝合

（2）间断水平褥式外翻缝合：可用于修补血管上小的破裂孔或有渗漏的血管吻合口处补针加固，亦可用于皮肤缝合。

缝合由方向相反的两针缝合组成：第一针从切口近侧进针，缝向远侧，以创口为对称轴，从切口远侧对称位置出针；第二针缝法相同，只是方向从远侧缝向近侧，打结使创缘外翻对合（图 4-55）。边距、针距要根据组织情况确定。

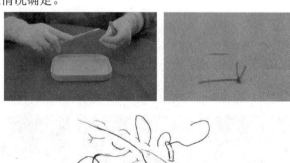

图 4-55　间断水平褥式外翻缝合

（3）连续水平褥式外翻缝合：可用于吻合血管或缝合腹膜、胸膜。此缝合方法类似多个间断水平褥式外翻缝合的叠加。第一针单纯对合缝合后打结，然后反复使用间断水平褥式外翻的方法进行缝合，缝合过程中注意收紧缝线使创缘外翻对合，缝合整个吻合口后打结（图4-56）。

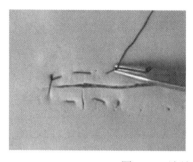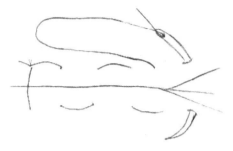

图4-56　连续水平褥式外翻缝合方法

七、剪　线

剪线一般是由助手和打结者配合完成，分为"靠、滑、斜、剪"四步。

完成结扎后，打结者将需要剪除的缝线并拢偏向一侧，需要留下的缝线要压在组织表面以免误剪。助手右手持线剪，可用左手扶剪加强稳定性；剪刀微微张开小口，将前端剪刀轻靠在距结扎处2～3cm 的线上；剪刀顺线滑下，力量要轻，避免剪刃将线划断；手腕放松，感觉到剪刀碰触到线结的阻挡感后向线尾方向适度倾斜剪刀将线剪断（图 4-57）。倾斜的角度越大，残留的线头越长；角度越小，残留的线头越短。

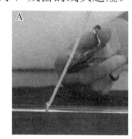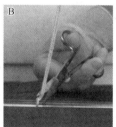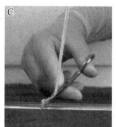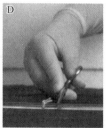

图4-57　剪线
A. 靠；B. 滑；C. 斜；D. 剪

剪线时应灵活掌握线头长度。线头过短，线结容易滑脱，而线头过长，则残留过多，容易产生异物反应。一般普通组织使用丝线结扎时，常用剪刀倾斜45°左右剪线，此时残留线头为1～2mm。若结扎较大的血管或使用可吸收线所作的结扎，则线头应稍留长一些（2～3mm）。

剪线操作中，要特别注意手腕要放松，避免力量过大划断缝线，或者感觉不到线结的阻挡。

八、拆　线

皮肤上外露的缝线，不管是正常愈合还是发生了感染，都需要在适宜的时间被拆除，具体拆线时间应根据患者的年龄、全身状况、切口位置、切口状态等进行确定。一般的拆线原则是尽可能早期拆线，以减少线结反应，改善局部血液循环。

1. 拆线的适应证

（1）一般愈合良好的手术切口或一期缝合的创口：拆线时间为头面颈部术后4～5 天；下腹部、会阴部6～7 天；胸部、上腹部、背部、臀部7～9 天；四肢10～12 天；近关节处和减张缝线14 天。

（2）切口感染：切口出现红、肿、热、痛等感染症状者，可考虑提前拆线进行处理。

（3）间断拆线：有合并症或营养状况差、切口愈合慢的患者，在常规拆线时间未达全部拆线指征时，可先间断拆去部分的缝线，剩余的缝线根据恢复情况在此后 1～2 天拆除。这样既减轻了切口局部的线结刺激，也改善了切口局部的血液循环，促进了伤口的安全愈合。

2. 延迟拆线的指征　因全身或局部情况切口愈合延迟者，应考虑适当延迟拆线。一般常见延迟拆线的情况有如下几种。

（1）患者全身营养状况差，有严重贫血，甚至恶病质者。

（2）患者严重酸碱失衡或水电解质紊乱尚未纠正者。

（3）有糖尿病史的患者。

（4）长期服用糖皮质激素者。

（5）患者反复咳嗽可显著增加胸腹压，可根据情况适当延长胸、腹部切口拆线时间。

（6）切口愈合不良，但无感染症状的患者。

3. 拆线的方法

（1）取下切口上的敷料。

（2）消毒。用碘伏消毒切口及周围皮肤 5～6cm，消毒 3 次，消毒范围依次缩小。需注意消毒方向：清洁伤口由内至外，污染伤口由外至内。

（3）左手用镊子夹起线头轻轻提起，右手合拢拆线剪，用圆钝的头端平压线结局部皮肤，把埋在皮内的线段拉出皮肤之外 1～2mm（图 4-58）。

（4）将一页剪尖平行于皮肤表面插进线结下空隙，确认剪刀尖端的位置在皮肤与缝线围成的线圈内（图 4-59），旋转剪刀使线圈内的剪刀刃朝上，确认周围皮肤未在刀刃之间以避免误伤，在由皮内拉出的缝线部分剪断线圈（图 4-60）。

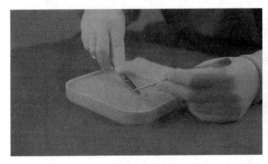 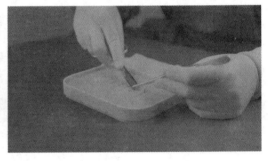

图 4-58　拉出皮肤内缝线　　　　　　　图 4-59　一页剪刀插入线圈内

（5）拉线。左手镊子将残留缝线向合拢切口的方向拉出，动作要轻巧、快速（图 4-61）。

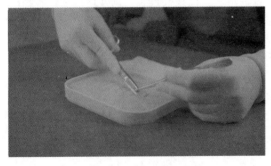 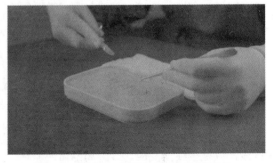

图 4-60　竖起剪刀剪线　　　　　　　图 4-61　向切口合拢方向抽出残留缝线

（6）再次消毒切口。

（7）覆盖敷料，胶布固定。

第三节 试题精选与答案

1. 常用持针器的握持方法有_____、_____、_____。
2. 常用的打结方法有_____、_____、_____。
3. 常用的执刀方法有_____、_____、_____、_____。
4. 根据缝合切口边缘形态不同，缝合方法可分为_____、_____、_____。
5. 剪线的四个操作要点有_____、_____、_____、_____。
6. 方结由_____组成。
7. 假结由_____组成。
8. 打方结与滑结的区别在于_____。
9. 方结与外科结的区别在于_____。
10. 荷包缝合属于_____缝合法。

答案

1. 握持式、单指扣、双指扣
2. 单手打结法、双手打结法、器械打结法
3. 握持式、执弓式、执笔式、反挑式
4. 单纯缝合、内翻缝合、外翻缝合
5. 靠、滑、斜、剪
6. 两个方向相反的单结
7. 两个方向相同的单结
8. 双手力量相同打方结，不同打滑结
9. 第一单结方结两线缠绕一圈，外科结缠绕两圈
10. 内翻

（王惠君）

（绘图：魏然）

第五章　围手术期处理

第一节　课程教学目标

围手术期是指从决定手术治疗时起到与本次手术有关的治疗基本结束为止的一段时间，包括手术前、手术中、手术后3个阶段。围手术期处理是指在围手术期这个时间段内对患者所做的处理，包括手术前准备、手术中保障和手术后处理三大部分，其目的是提高患者对麻醉和手术的耐受力，保证手术过程顺利，减轻患者痛苦，预防各种并发症发生，帮助患者顺利康复，缩短住院时间，降低死亡率。围手术期是一个个体化的时间段，根据患者病情不同，手术前、手术中、手术后3个阶段的持续时间和诊疗方案均有不同。

通过本章的学习，希望学生能达到以下目标。

一、知 识 目 标

1. 能够详细复述外科患者手术前一般准备与特殊准备的要点。

2. 能够对外科患者手术后的一般处理流程进行梳理，并熟练记忆各种常见术后并发症的诊断及治疗措施。

3. 能够列举手术的分类，并说出各手术类型的特点。

二、能 力 目 标

1. 能够独立进行常见外科手术的手术前准备及手术后处理。

2. 能够对手术后常见并发症进行基本处理。

3. 能够在上级医师的指导下根据患者的具体情况制订适合患者的个体化的围手术期治疗方案。

三、素质（德育）目标

能够理解并实践以患者为中心的医疗理念：在制订治疗方案时，可以与患者及其家属进行充分沟通；在进行操作时，可以设身处地为患者着想，精细操作、体贴关怀。可以在学习、工作中充分展现新时代医务工作者的爱患意识与责任担当。

第二节　手术前准备

手术前要充分了解患者的整体情况，以便对患者的手术耐受力做出细致的评估，手术前调整患者的状态，以保证患者在麻醉和手术中的安全，并促进其手术后尽快康复。患者的手术前准备情况与患者疾病的轻重缓急、手术范围的大小密切相关。

一、手术时机的选择

按照手术的时限性，外科手术可分为3种。

（一）急症手术

针对危及生命的紧急情况，需要在最短时间内完成必要的手术前准备，立即进行紧急手术，称为急症手术。如脾破裂、异位妊娠破裂的抢救等。

（二）限期手术

能够在有限范围内选择手术时间，手术前准备可以相对做的充分一些，但亦应尽早手术，不能无限制延迟，以免造成疾病的发展，延误病情。如各种恶性肿瘤根治术。

（三）择期手术

患者病情稳定，可根据情况选择最佳手术时机，并进行充分的手术前准备。如胆囊结石胆囊切除术、腹股沟疝修补术等。

二、一 般 准 备

一般准备是所有的手术患者都要做的手术前准备，包括心理准备和生理准备。

（一）心理准备

要重视手术前与患者的沟通。注意态度温和亲切、语调平和、语气中肯，认真倾听患者的诉求，理解患者对手术的恐惧及对预后的顾虑；耐心解释疾病的情况，治疗方案的制定和手术的必要性，与患者共同进行手术方案的选择，提前告知手术中或手术后可能出现的不适及解决方案，帮助患者树立信心，配合手术。对患者的家属要尽可能详尽地介绍患者的病情、治疗方法、手术方式、手术预期效果、可能发生的手术及麻醉意外、手术后可能出现的不适和术后并发症等，告知家属需要其配合完成的工作，取得他们的理解和支持。沟通结束后要签署手术前的各种书面协议书，如手术知情同意书、麻醉知情同意书、输血治疗同意书等。

（二）生理准备

麻醉与手术后患者的生理状态会发生比较大的变动，所以需要在手术前做好宣教，帮助患者做好适应性训练，从而使患者更好地适应手术后的不适，积极康复锻炼，保证手术效果，尽快康复。

1. 手术后生活习惯的适应性练习 指导患者及其家属练习在床上进食、进水、翻身、咳痰、大小便等各种活动，避免手术后因姿势改变导致尿潴留、压疮、坠积性肺炎等并发症。吸烟患者在手术前 2～4 周就应停止吸烟，以预防手术后呼吸道并发症的发生。

2. 补液与输血 手术前了解患者的全身状况，对有水、电解质紊乱及酸碱平衡失调和贫血、低蛋白血症的患者，应在手术前予以纠正。对于手术时间长、范围大的手术，因失血过多风险较高，需要在手术前做好交叉配血，并准备充足血液制品。

3. 预防感染 作为有创操作，在治疗疾病的同时，手术也对患者造成创伤，破坏机体屏障，加剧患者整体消耗，降低患者的抵抗力，因而增加了感染风险。所以在手术前要尽可能提高患者的体质，减少感染因素，预防感染发生。

（1）预防性应用抗生素：一些感染风险高或感染后果严重的外科手术，需要预防应用抗生素，包括以下几方面。

1）感染病灶的手术或接近感染区域的手术。

2）胃肠道内微生物众多，手术感染概率高，需预防性应用抗生素。

3）时间长、创伤大的手术。

4）开放性的创伤，创面已被污染或损伤组织范围大，自创伤形成至行清创术的时间间隔长，或创伤复杂、创面大导致清创难度大，需要时间较长甚至难以彻底清创者。

5）恶性肿瘤的患者体质差，清扫手术范围广，感染率高，需要预防应用抗生素。

6）涉及大血管的手术。

7）植入人工制品的手术。

8）脏器移植术。

（2）预防性抗生素给药方法

1）根据抗生素的作用时间，一般预防给药的时间在术前 0.5～2h 内，或麻醉开始时首次给药。

2）当手术时间超过 3h 或失血量大于 1500ml 时，可给予第二剂。

3）预防感染，抗生素的用药时间一般不超过 24h，特殊情况可延长到 48h。

4. 胃肠道准备 手术前要根据手术的需要做胃肠道的准备。手术前进行胃肠道准备的主要目的有：减少麻醉引起的呕吐，降低窒息和吸入性肺炎的危险性；预防腹部手术时污染，降低感染发生率；减少手术后腹胀等消化道并发症发生率。

一般手术应在手术前 8～12h 禁食，手术前 4h 禁饮。而胃肠道的手术，患者需要在手术前 1～2 天开始进流质饮食；结肠、直肠的手术，在手术前 2～3 天就要开始进流质饮食，并需要口服肠道制菌药物，在手术前 1 天和手术日进行清洁灌肠或结肠灌洗，以减少手术后感染的概率。如遇急症手术等没有充分时间做胃肠道准备的情况，可做胃肠减压。

5. 其他 手术前应进行手术区域皮肤准备，去除手术区域毛发，清洁皮肤。过度紧张的患者，尤其是血压高的患者，术前应调控血压，必要时可给予镇静药。如非急症手术前患者突然出现排除本次治疗外科疾病导致的体温升高，或者女性患者月经提前来潮等特殊情况，则应推迟手术。开始手术前，应尽量保持膀胱空虚，手术时间短者，排尽尿液就可以；手术时间长者，手术前应留置导尿管。

三、特 殊 准 备

除了一般的手术前准备外，还需根据患者的具体情况，做相应的特殊准备。

（一）营养不良

营养不良会导致患者耐受手术创伤、失血、休克的能力降低，手术后恢复延迟、切口裂开、感染等并发症发生率增高，患者死亡率升高。手术前应评估患者的营养状况，针对营养不良的患者，给予肠内营养或肠外营养，改善患者的营养状况之后再择期行手术治疗。

（二）脑血管疾病

发生在围手术期的脑卒中不多，而且大部分发生在手术后。手术前发现近期有脑卒中病史的患者，择期手术要后延 2～6 周。对于老年患者，有高血压、糖尿病等合并症的要特别关注。

（三）心血管疾病

高血压是常见病，多发病，合并高血压的患者进行手术治疗前，要密切监控血压情况，但不一定都要做处理。患者血压在 21.3/13.3kPa（160/100mmHg）以下，没有自觉症状的，可以密切监测，维持原治疗方案。血压在 24/13.3kPa（180/100mmHg）以上和（或）有自觉症状的患者，要及时调整治疗方案，使血压平稳在一定水平才能做手术。降压的幅度是个体化的，不要求降至正常范围。

对伴有心脏疾病的患者，实施手术的危险性高，病情严重者手术前需要由手术医师、麻醉医师和心内科医师、重症监护室医师共同评估患者病情，商讨治疗方案。近期有心梗、心衰病史的患者，非急症手术要推迟 6 个月以上。

（四）肺功能障碍

手术后肺部并发症和相关的死亡率仅次于心血管系统居第二位。手术和麻醉的刺激、手术后活动减少、手术部位的疼痛不敢咳嗽等原因，造成患者呼吸道反射减弱，无效咳嗽增多，气道功能和肺活量降低，呼吸道分泌物潴留，增加了细菌侵入的机会，容易引发肺不张、肺炎，甚至呼吸衰竭。

一般患者手术前要进行胸部 X 线检查，以初步观察患者的肺功能情况。对于胸部手术的患者来说，手术前肺功能检查具有更加重要的意义。对老年、肥胖、有吸烟习惯的患者，或合并慢性阻塞性肺疾病、急性呼吸系统感染等情况时，在围手术期发生肺部并发症、呼吸困难的可能性大大增加，手术后需要机械通气和特殊监护的可能性也随之增加，应在手术前进行相关呼吸功能锻炼，改善呼吸功能，尽量降低风险。

如果患者有吸烟的习惯，手术前戒烟可减少对呼吸道的损害。如果患者每天吸烟 10 支以上，戒烟就更为重要。戒烟 1～2 周，可恢复呼吸道黏膜的纤毛功能，使痰量减少；禁烟 6 周，患者的肺活量可以得到改善。合并急性呼吸系统感染的患者，应将其择期手术推迟至治愈后 1～2 周；如是急症手术，必须加用抗生素。如有阻塞性呼吸道疾病患者，则应提前对症处理或延迟手术。

（五）肾脏疾病

肾脏是负责人体代谢产物排泄的重要器官，多种药物也经肾代谢，麻醉、手术、创伤、烧伤、失血、低血压、感染等都可以影响肾脏的功能，所以，维持良好的肾功能对于手术患者非常重要。手术前要充分了解患者的肾功能，如果发现血清钠、钾、钙、磷及血尿素氮、肌酐异常等提示肾功能不全的情况，一定要在手术前及时纠正，尽可能地改善肾功能。如果需要透析治疗，应将透析安排在计划手术 24h 以内。对于肾功能不全的患者，用药时应避免使用有肾毒性的药物。

（六）糖尿病

糖尿病患者在围手术期处于应激状态，对麻醉和手术的耐受力与无糖尿病的患者相比显著降低，感染的概率增加，切口的愈合延迟，并发症发生率和死亡率升高。所以，患者在手术前应尽可能将血糖控制在稳定水平，纠正水、电解质紊乱和酮症酸中毒。

在围手术期，因手术的需要，对患者的饮食有一定的影响，患者的降血糖治疗也要做相应的调整。患者糖尿病病情不同，控制血糖的措施也不同，围手术期的处理也不同。一般认为，糖尿病患者的血糖在围手术期控制在轻度升高的状态，即 7.77～9.99mmol/L 最为稳妥，其中在手术前建议稳定在 5.6～11.2mmol/L 范围内。要警惕严重的、未被认识的低血糖发生，因为相对于高血糖，低血糖对手术患者的危险性更大。一般来说，①仅靠控制饮食就能保持血糖正常的患者，手术前无须特殊处理。②需口服短效降血糖药的患者，应继续服用降血糖药至手术的前一天晚上。③需口服长效降血糖药的患者，在手术前 2～3 天就要停止服药。禁饮食的患者可通过静脉给予葡萄糖加胰岛素维持血糖在轻度升高状态。④用胰岛素控制血糖的患者，手术前用葡萄糖和胰岛素维持血糖水平，在手术日晨停止用胰岛素。⑤糖尿病酮症酸中毒的患者，应尽可能纠正酸中毒、血容量不足、电解质失衡（特别是低血钾）状态，必须要接受急症手术的患者在手术中应严密监测血糖的变化，根据血糖监测结果，静脉途径应用胰岛素控制血糖。

（七）凝血功能障碍

手术是治疗，也是创伤，不可避免地会损伤血管，如果患者的凝血功能有障碍，手术的风险性就会增加，所以，一定要仔细询问病史、完善检查，及时发现患者是否有出血倾向，如患者是否经常出现鼻出血、牙龈出血或皮下瘀斑等情况，女性患者的月经量是否正常；注意辅助检查中的凝血酶原时间、活化部分凝血活酶时间、血小板计数、肝肾功能等指标；还要关注平时是否服用对凝血功能有影响的药物，如阿司匹林、非甾体抗炎药、降血脂药、抗血小板药及华法林等。

如果患者服用对凝血功能有影响的药物，要在手术前择期停药，避免在手术中、手术后出现出血过多的情况。抗血小板药噻氯匹啶和氯吡格雷应手术前 10 天停用；阿司匹林手术前 7 天停用，非甾体抗炎药手术前 2～3 天停用。

如果患者有凝血功能障碍，应在手术前给予治疗。当患者血小板 $<50 \times 10^9$/L 时，手术前或手术中建议输血小板；血小板达到 75×10^9/L 水平，才能保证大手术或涉及血管部位的手术的安全；血小板在 100×10^9/L 以上才能做神经系统手术。特殊的血液系统疾病常需血液内科医师协助诊治。

（八）预防下肢深静脉血栓

静脉血栓栓塞是术后常见并发症之一，血栓形成常发生在下肢深静脉，一旦血栓脱落可导致致命性的肺动脉栓塞。有静脉血栓危险因素的患者，如年龄＞40 岁、肥胖、有血栓形成病史、静脉曲张、吸烟、手术范围大等，应针对性预防静脉血栓形成，如注射低分子量肝素、间断气袋加压等。

四、手术前讨论

为保证手术安全顺利进行，在手术前还要组织与手术有关的医护人员进行手术前讨论，包括所有参与手术及手术后处理的手术医师、麻醉医师、病房护士、手术室器械护士、巡回护士等；根据患者的合并症情况，必要时需请有关专业检查科室、专业科室人员、病理科人员一起参与讨论。讨论的内容包括患者的病史、查体、辅助检查、诊断、手术前准备情况，以及手术中、手术后可能发生的意外或并发症及其预防措施等。集思广益，完善手术方案，保证手术顺利，提高手术治疗效果。

讨论结束后完成手术前讨论的书面记录。

五、手术前医嘱

急症手术需要立刻下达急症手术医嘱。择期、限期手术在确定手术治疗具体日期后，要在手术前至少 1 天下达手术前医嘱并向手术室发送手术通知单，以便手术室做手术准备，安排手术间、手术人员、手术器械及手术耗材；如手术需做快速病理，还需要送快速病理通知单通知病理科做好准备。手术前医嘱是个体化的内容，但一般来说，主要包括以下内容。

1. 手术时间、手术名称、麻醉方法。

2. 手术区皮肤的准备，即手术区域皮肤的清洁与毛发的清理。

3. 胃肠道的准备（如禁食、胃肠减压、灌肠等）。

4. 泌尿道的准备，如留置尿管。

5. 必要的输液或药物治疗，如手术前预防性应用抗生素和手术相关的药物的名称、剂量、应用时间等。

6. 如需要备血，具体写明备血的种类和数量。

第三节　手术后处理

顺利完成手术后，患者距离康复还需要经过一个关键的时期，即手术后。适宜的手术后处理，可减轻患者的手术应激反应，促进身体的恢复。

一、手术后医嘱

患者从手术室回到病房，立刻进入了手术后护理阶段，所以手术后医嘱一定要下达得及时、准确、全面。因为患者病情的个体化、手术类型的个体化，患者的手术后医嘱的具体内容也是个体化的。一般包括以下内容：①手术后护理种类及级别；②体位；③饮食；④是否吸氧（包括方式、流量、时间等）；⑤术后监测项目及监测频率，如体温（temperature，T）、脉搏（pulse，P）、呼吸（respiration，R）、血压（blood pressure，BP）、心电图（electrocardiogram，ECG）、血氧饱和度（oxygen saturation，SpO_2）等；⑥各种引流管（如尿管、腹腔引流管等）的观察和处理；⑦需要计出入量的患者要有明确的医嘱；⑧危重患者要有病危医嘱及病危通知单；⑨术后用药；⑩其他临时医嘱，如手术后镇痛等。

二、手术后监测

手术刺激常引起患者神经内分泌系统功能的波动，甚至影响重要器官的功能。手术后要根据患者的病情、手术情况等对患者做一定时间的监测，以观察病情的变化，及时发现并发症，及时处理。一般监测的内容包括基本的生命体征，如 T、P、R、BP、ECG、SpO_2；监测引流管的情况，如胃肠减压、T 型管、胸腔引流管、腹腔引流管、尿管等是否通畅，以及引流液的颜色、性质、量等。特殊情况的患者要监测个体化的指标，如糖尿病患者需动态监测血糖；有一些疾病的实验室检查也需要定时监测。对于危重患者，如休克患者、弥散性血管内凝血（disseminated intravascular coagulation，DIC）、伴有重要器官功能不全的患者，需要进入重症监护病房（ICU）更加严密地监测病情变化，如出入量、中心静脉压（central venous pressure，CVP）、肺动脉楔压（pulmonary arterial wedge pressure，PAWP）及动脉血气分析（arterial blood gas analysis，ABG）等。

三、手术后体位

根据麻醉方式、手术方式、患者的全身状况、疾病的性质等选择患者手术后采取的体位，使患者既舒适又方便进行活动。

1. 全身麻醉的患者，除非有禁忌证，多采用去枕平卧位，头转向一侧，利于口腔内分泌物或呕吐物流出，避免误吸入气管引起呼吸道感染或窒息。

2. 蛛网膜下腔阻滞麻醉的患者，手术后采用平卧或头低卧位，避免因脑脊液外流过多引起颅内压降低。

3. 颅脑手术后的患者，如无休克或昏迷，可取 15°～30°头高脚低斜坡卧位，以促进血液回流，降低颅内压。

4. 颈、胸手术后，多采用高半卧位，利于膈肌下沉，增大呼吸时胸腔体积的变化，利于呼吸及有效引流。

5. 腹部手术后，多采用低半坐卧位或斜坡卧位，能够减少腹壁张力，减轻疼痛；同时利于腹腔内渗出液体局限在盆腔，利于吸收；假如有感染发生，也利于感染局限，便于引流。

6. 休克患者，应取抬高下肢 15°～20°、抬高头部和躯干 20°～30°的休克体位，利于静脉回流，增加回心血量，改善休克。

四、手术后饮食

根据患者的麻醉方法、手术部位、手术方式决定手术后开始进食的时间、食物性状和进食量。

1. 局部麻醉患者手术后即可进食。

2. 全身麻醉清醒以后、硬膜外麻醉 3～6h，恶心呕吐等反应消失后，可少量多次进流质饮食，以促进胃肠道功能的尽快恢复。

3. 胃肠道手术后，由于胃肠道上的创口需要恢复，加上胃肠道功能受抑制，需逐步恢复进食。一般在手术后第 3 天可以进少量流质饮食，然后慢慢过渡至半流质饮食及普食。

4. 对禁食时间过长或进食困难的患者，可经静脉途径给予高价营养液，以补充热量、电解质、氨基酸、维生素等，维持患者良好的营养状态。

五、手术后输液

手术过程中皮肤屏障打开，手术野内组织、器官显露导致不显性液体丢失增加；同时，手术操作或原有的组织创伤会使大量液体存留在第三间隙。因此，患者手术后需要补充足够量的液体直至恢复正常的进食。

手术后输液的成分、输液总量和输液的速度取决于患者器官功能状态、手术的范围和疾病情况等综合因素。如婴幼儿、老年人或心功能差的患者应严格控制输液，输液过量、输液速度过快可能导致肺水肿和（或）充血性心力衰竭。

六、手术后引流的处理

引流是一项外科常用的操作技术，引流方式和引流物多种多样。引流的注意事项如下。

1. 妥善安置、固定引流物，避免滑脱。

2. 保持引流通畅。定时检查引流情况，观察引流物有无滑脱、受压或扭曲，注意引流管是否被血凝块或稠厚引流液堵塞。

3. 密切观察并记录引流液的颜色、性状、气味、引流量等指标，如发现问题，及时处理。

4. 有多个引流物时，每次观察引流情况均应清楚记录引流物的数量，避免残留在体内。

5. 完成引流目的后，及时拔除引流物，以利于伤口愈合。

6. 常见引流物的拔除时间

（1）乳胶片：手术后 1～2 天拔除。

（2）烟卷引流：一般术后 2 天拔除。也可以在患者病情稳定、体温稳步下降、引流液逐步减少的情况下，每日将引流烟卷向外拔 1～2cm 并剪去，逐渐于几天内完全拔除。

（3）橡胶管：非感染手术引流的橡胶管多在手术后 2 天拔除；引流感染性液体的橡胶管，应根据引流的量、性质、引流速度推测感染控制情况，决定拔除时间，但最长不宜超过 2 周，以免形成窦道难以愈合。

（4）T 型管：通常为胆总管切开后留置的引流管，一般于手术后 12～14 天，如复查胆道通畅，符合移除指征后予以拔管。

（5）胃肠减压管：在肛门排气后拔管。

（6）导尿管：一般手术后 2～3 天拔出。特殊情况下，如盆腔恶性肿瘤的清扫手术，范围广、损伤大，疑有骶前神经损伤的，因可能出现排尿功能障碍，可留置 4～7 天。

七、手术后活动

除休克、心力衰竭、严重感染、出血、极度衰弱的患者，以及有特殊固定、制动要求不宜早期活动的患者外，其余手术后患者均应尽早地进行适当活动。早期活动可以增加患者的肺活量，从而降低肺部并发症的发生率；改善全身血液循环，有利于切口的愈合和器官功能恢复；加快血液循环的速度，从而降低了深静脉血栓的发生率；肠道蠕动和膀胱收缩功能的恢复，从而减少手术后腹胀和尿潴留的发生。

手术后早期活动应根据患者的身体状况、耐受程度和手术情况，个性化调整方案，逐步增加活动量。麻醉消失后清醒的患者卧床期间，就可以开始进行肢体肌肉的交替收缩和舒张活动、关节的屈伸活动及翻身，并鼓励患者咳嗽及深呼吸，逐步在医护人员及其家属的帮助下进行下床活动，直至自主活动。

八、常见不适的处理

（一）疼痛

麻醉消失后手术部位的疼痛是手术后患者共有的痛苦，疼痛可使呼吸、循环、消化、内分泌等各系统器官组织功能受影响，甚至导致术后并发症的发生。如胸部或上腹部手术后，患者因疼痛不敢用力咳嗽，不利于呼吸道分泌物的排出，呼吸时幅度变小，导致呼吸道并发症的发生率升高。因此，手术后应给予适度镇痛治疗。

临床常用镇痛药物有阿片类、非甾体抗炎药等种类，有口服、肌内注射、静脉或硬膜外阻滞等不同用药途径。临床应用时，一般推荐多模式联合用药，以减少药物剂量，降低不良反应。在达到有效镇痛作用的前提下，注意尽量降低药物剂量，逐渐延长用药间隔时间，避免过度镇痛掩盖病情变化。一般手术后 48h 左右患者疼痛明显减轻，应及早停用镇痛药。

（二）恶心、呕吐

因麻醉药物的副作用、手术中的牵拉反射等，患者容易产生恶心、呕吐。在麻醉药物作用逐渐消失之后，恶心、呕吐会逐渐消失。如持续存在，要警惕有无酸碱失衡、水电解质紊乱或肠梗阻等情况的存在，应寻找原因，对症治疗。

（三）腹胀

常见于腹部手术后。经过麻醉和手术，尤其是胃肠道的手术，胃肠道蠕动减弱，容易引起腹胀。肠蠕动恢复之后，经肛门排气后腹胀可逐渐缓解。麻醉和手术对各段胃肠道蠕动的影响各不相同，一般来说，胃蠕动恢复较慢，需要 2～3 天；小肠蠕动受影响较小，一般认为数小时后即可恢复；手术后右半结肠蠕动恢复约需 48h，左半结肠约需 72h。消化道手术后，若患者有显著肠梗阻、急性胃扩张的表现，应留置胃肠减压管 2～3 天，直到正常的胃肠蠕动恢复。

（四）呃逆

手术后发生呃逆多为暂时性，但也有顽固性呃逆。呃逆发生的原因可能是神经中枢或膈肌直接受刺激所致。胃肠胀气、膈下游离气体或液体刺激膈肌是引起呃逆最常见的原因；神经中枢性呃逆多见于脑及脊髓病变、尿毒症。如果发生呃逆可采用压迫眶上缘、短时间吸入二氧化碳、胃肠减压、镇静解痉治疗。如经治疗仍无好转，出现顽固性呃逆，要高度警惕膈下积液、积气或感染的可能性，需做 CT、X 线平片或超声检查观察情况，一旦明确病因应及时处理。

九、拆　　线

要根据手术切口的位置、切口局部血液循环情况、患者年龄、营养状况、是否有合并症等情况来决定切口缝线的拆除时间。一般缝线的拆除时间如下：①头、面、颈部在手术后 4～5 天拆线；②下腹部、会阴部手术，在手术后 6～7 天拆线；③胸部、上腹部、背部、臀部手术 7～9 天拆线；④四肢手术 10～12 天拆线（近关节处可适当延长）；⑤减张缝线 14 天拆线。⑥青少年患者可适当缩短拆线时间，年老、营养不良或有合并症的患者应适当延迟拆线。

十、切口分类及愈合情况

（一）切口分类

手术切口可分为 3 类。

Ⅰ类切口（清洁切口）：指缝合的无菌切口，手术不涉及炎症区，也不涉及呼吸道、消化道、泌尿生殖道等与外界相通的器官，如甲状腺大部切除术等。

Ⅱ类切口（可能污染切口）：指手术时可能被污染的切口，如胃大部切除术等。不容易彻底消毒的部位的皮肤切口、经过清创术缝合的切口（伤口形成在 6h 内）、新缝合的切口再度切开者，也属此类。

Ⅲ类切口（污染切口）：指邻近感染区或组织直接暴露于污染或感染物的切口，如阑尾穿孔的阑尾切除术等。

（二）切口愈合

切口的愈合分为 3 级。

甲级愈合：切口愈合优良，无不良反应。

乙级愈合：切口愈合处有红肿、硬结等炎症反应，但未化脓。

丙级愈合：切口化脓，需要做切开引流、二期缝合等处理。

切口拆线后要记录切口愈合情况。切口愈合情况需同时应用切口分类及愈合分级进行记录，如甲状腺大部切除术后愈合优良，则记以"Ⅰ/甲"；胃大部切除术切口红肿，则记以"Ⅱ/乙"，以此类推。

第四节　手术后并发症及防治

手术后并发症可分为一般并发症和特殊并发症。一般并发症是所有手术都有可能发生的并发症，如手术后出血、感染、发热等。特殊并发症是指与具体手术部位和手术方式相关的并发症，如倾倒综合征是胃大部切除术后的并发症。本节仅学习一般的手术后并发症。

一、手术后出血

手术后出血除患者凝血功能障碍的原因之外，大部分都与手术中的止血不完善有关，如渗血未完全控制、线结滑脱等。手术后出血可以发生在手术的任何部位，如发生在浅表切口可见血液渗出、敷料血染，比较容易被发现；但如果发生在深部切口、空腔器官或体腔内，有时不易发现。可通过观察患者生命体征的变化、引流的变化、腹腔穿刺、胸腔穿刺、X 线检查、动态监测化验单的变化等来严密监测患者病情变化。

如果患者手术后 24h 之内出现心率过快、血压进行性下降、尿量减少、外周血管收缩，有休克的倾向，要尽快寻找原因进行处理。首先要除外是否为补液不足的情况。如患者经输液后短时好转后又迅速恶化，或病情呈进行性加重者，要考虑有手术后出血的可能。浅表的出血可以通过压迫或者缝扎快速止血；如怀疑深部出血，应立即手术探查，尽快止血。为预防手术后出血，一定要练好手术基本功，操作规范，保证操作质量；手术中谨慎操作，严密止血；手术结束时仔细探查，确认无出血后才能依次关闭切口；手术后有渗血可能的手术部位应放置引流，严密观察。

二、手术后体温变化

（一）体温升高

体温升高是手术后最常见的症状，引起手术后发热的原因分为非感染性因素和感染性因素。

非感染性发热发生比较早，常在手术后 3 天内发生，体温升高幅度小，一般不超过 38.5℃。导致非感染性发热的原因主要是手术时间长、组织损伤重、输血反应、药物作用等。如果患者自觉症状轻，可密切观察，暂不处理；如果患者感到不适时，可给予物理降温等对症处理，并严密观察。

如手术后患者出现高热（＞39℃），排除输血反应等因素，多考虑为感染性发热。根据手术部位不同，感染的致病菌也不相同。感染性发热的常见危险因素有：手术患者体质差，如年老、营养状况差、吸烟、肥胖、合并糖尿病或手术前存在感染病灶；手术前或手术中有预防性抗生素指征却被忽视；手术中损伤大、止血不严密、缝合不全残留死腔等。感染性发热除切口感染和其他深部组织感染外，还包括肺膨胀不全、肺炎、尿路感染等。

（二）手术后体温过低

麻醉时麻醉药物阻断了机体的体温调节过程，手术打开皮肤保护屏障使体内热量散失，手术中输注大量低温液体和（或）血液都会导致患者手术后出现体温过低。轻度体温过低是常见的手术后并发症，一般来说患者较易耐受，对机体无明显影响；但明显的体温过低会引起周围血管阻力增加、心脏收缩力减弱、心排血量减少、神经系统受抑制和凝血障碍，需及时处理。明显的体温过低通常与手术范围大、损伤重、手术中大量输注低温液体和库存血液有关。故在手术中及手术后应监测体温、注意保暖，输注液体和库存血液时应通过加温装置，预防手术后体温过低的发生。

三、手术后感染

（一）腹部手术后感染

多为腹腔脓肿和腹膜炎，患者术后出现发热、腹痛，查体腹部压痛、反跳痛，血常规示白细胞升高，腹部和盆腔的彩超、MRI、CT 可帮助明确诊断。如果感染局限为脓肿，定位后可在超声引导下做穿刺引流，必要时可开腹引流；如为弥漫性腹膜炎，应进行抗感染治疗，并根据细菌培养的药敏结果调整用药，必要时急诊剖腹探查。

（二）真菌感染

临床上常发生在长期应用广谱抗生素的患者，病原菌多为假丝酵母菌。若患者持续发热，又找不到明确的病原菌，应警惕发生真菌感染的可能性，进行真菌检查。明确诊断后选择抗真菌药物治疗，如两性霉素 B 等。

四、切口并发症

（一）切口内出现积血、血凝块或血肿

切口内出血大部分都由基本手术操作技术不牢固、止血不彻底所致。患者有凝血障碍、服用阿司匹林等影响凝血功能的药物、血压高、长期咳嗽等均为手术后切口出血的易感因素。发生切口内出血时，患者常自觉切口部位肿胀，查体可见切口膨隆，边缘隆起明显，切口周围皮肤颜色改变，甚至出现血液渗出。特殊部位的切口出血特别危险，如甲状腺、甲状旁腺或颈动脉手术后引起的颈部血肿可压迫呼吸道危及生命。

血液是细菌良好的培养基，虽然切口小血肿可吸收，但感染概率增加。因此，发现切口出血后

应在无菌条件下及时处理，清理积血，结扎出血血管，二次缝合切口。

（二）血清肿

常见于手术时切断较多的淋巴管导致淋巴液渗漏及回流障碍。血清肿使切口创面对合不佳，感染的危险增加，愈合延迟。小的血清肿可加压包扎，避免继续增大，期待其自行吸收；如果血清肿偏大、位置表浅，可尝试用空针抽吸后加压包扎；如果血清肿持续存在、继续增大，或液体经伤口外渗，需要重新探查切口，结扎淋巴管。

（三）切口裂开

切口裂开指手术切口的一层或全层裂开，常发生于患者突然用力时，自觉切口疼痛加剧、拉力减小，切口有淡红色液体流出。切口全层裂开可导致内部组织、器官膨出。

切口裂开的主要原因有：①患者全身状况差，如年老、营养不良、贫血、低蛋白血症、糖尿病等，组织愈合能力差；②外科基本功不牢固，线结滑脱、缝合组织对合不全等；③切口压力突然升高，如剧烈咳嗽、严重腹胀等。

为预防切口裂开，应注意缝合技巧，根据解剖层次逐层缝合、不留死腔；引流管尽量不经过切口；缝合时要有满意的麻醉、切口松弛，不能强行缝合造成组织撕裂；缝线间距不可太远，张力较大的切口可加用减张缝合；手术后及时处理腹胀和咳嗽，必要时行加压包扎。一旦出现切口裂开，要立刻用无菌敷料覆盖切口，尽快在良好的麻醉条件下重新缝合，同时加用减张缝线。

（四）切口感染

手术后患者切口局部出血、红、肿、热、痛，浅表切口有分泌物渗出，伴或不伴发热和白细胞增加。常见的引起手术后切口感染的原因如下。

1. 细菌污染。切口受到细菌的污染或医务人员没有严格遵守无菌操作规程等原因造成污染。

2. 手术操作技术欠佳，损伤重，止血、结扎不确实，形成切口积血、血清肿，增加感染机会。

3. 患者抗感染能力低，如年老、糖尿病、低蛋白血症等。

一旦发现切口感染，应尽快拆除感染处切口缝线，通畅引流脓液，行细菌培养，必要时加用敏感抗生素。

五、呼吸系统并发症

呼吸系统并发症在患者手术后并发症死亡原因中占第二位，应特别引起关注。尤其是老年患者的呼吸系统顺应性差，残气量和肺泡无效腔增加，如长期吸烟或合并有慢性阻塞性肺疾病（如慢性支气管炎、肺气肿等），更易发生呼吸系统并发症。

（一）肺膨胀不全

手术前用药、麻醉清醒前张嘴呼吸等原因使患者气管内分泌物稠厚；伤口疼痛、包扎过紧、腹胀使呼吸肌的活动受限；镇静、镇痛药物抑制咳嗽反射等原因使呼吸道的分泌物不能正常有效的咳出，导致支气管的堵塞，容易引起肺膨胀不全。呕吐物的误吸也是引起肺膨胀不全的另一个重要的原因。肺膨胀不全发生后，常继发肺部感染，如肺炎、肺脓肿等。肺膨胀不全常常发生在手术后48h之内，如果超过72h，肺炎的发生几乎不可避免。肺膨胀不全重在预防：吸烟的患者于手术前2周停止吸烟；手术前辅导患者练习手按切口部位两侧进行咳嗽和深呼吸；指导家属学习给患者拍背的技巧。手术中、手术后的镇静、镇痛药物使用要适度。手术后切口敷料包扎不宜过紧，及时拍背咳痰，必要时可经鼻气管吸引分泌物、雾化吸入支气管扩张药或化痰药物，及时处理腹胀减少呕吐误吸。

（二）手术后肺炎

肺膨胀不全、呕吐误吸、长期辅助呼吸的患者，手术后肺炎的发生率高。手术后死亡的患者中，约50%直接或间接与手术后肺炎有关，发现肺炎后应及时给予抗生素治疗。

（三）肺栓塞

内源性或外源性的栓子随血液循环至肺循环处堵塞肺动脉主干或分支，引起肺循环障碍称为肺栓塞。常见的肺栓塞有肺血栓栓塞、脂肪栓塞、羊水栓塞、空气栓塞、肿瘤栓塞和细菌栓塞等。

肺栓塞的危险因素很多，常见的有老年、下肢深静脉血栓形成、各种损伤、心肺疾病、糖尿病等。当患者出现突发性呼吸困难、胸痛、咯血、晕厥，无明显诱因的急性右心衰竭或休克、血氧饱和度下降，或肺动脉瓣区可闻及收缩期杂音、P2 亢进等情况时要警惕肺栓塞的发生。若发现肺栓塞，应嘱患者绝对卧床，重症监护，确保呼吸、循环的支持；根据病情给予溶栓、抗凝等治疗；为缓解患者的焦虑和惊恐可适当给予镇静、镇痛药物。

六、泌尿系统并发症

（一）尿潴留

手术后尿潴留很常见，患者年老体弱、不习惯在床上排尿、手术后切口疼痛导致膀胱和后尿道括约肌反射性痉挛、特定手术部位（如会阴部手术或盆腔手术）、特殊麻醉方式（如蛛网膜下腔阻滞后排尿反射受抑制）等，都是导致尿潴留的常见原因。

手术后患者拔除尿管后 6～8h 仍未排尿，或者排尿频繁，但尿量甚少，都应警惕尿潴留的发生，需及时查体。在下腹部耻骨上区做触诊，触及膀胱底部，叩诊发现明显浊音区，即怀疑有尿潴留发生，应超声辅助诊断后及时处理。

尿潴留发现较早时，可通过让患者听流水的声音加以诱导，或帮助患者改变排尿姿势，如无禁忌可下床排尿，必要时辅助以对症药物即可纠正。上述处理无效时，可在无菌条件下留置尿管进行导尿。如尿潴留时间过长，导出尿液量超过 500ml，需留置导尿管 1～2 天，等待膀胱壁逼尿肌收缩力的恢复并做憋尿训练后再行拔管。

（二）尿路感染

手术留置尿管时损伤尿路、患者原已存在尿路的感染、术后发生尿潴留等原因均易引起尿道炎、膀胱炎等尿路感染。

急性膀胱炎的临床表现为尿频、尿急、尿痛和排尿困难，可伴有轻度发热。如感染逆行至肾脏，发生急性肾盂肾炎，则患者会出现高热、腰部疼痛与触痛；尿液常规检查可见大量白细胞和脓细胞，细菌培养阳性。为预防尿路感染的发生，应注意规范操作技术，减少损伤；严格遵守无菌原则；及时发现和处理尿潴留。若发现尿路感染，应注意给予足量的液体、膀胱彻底引流，及时应用敏感抗生素。

七、下肢静脉栓塞

手术后患者的血液处于高凝状态，卧床时间长、活动减少使血液循环速度缓慢，静脉血栓形成的概率增加。形成静脉血栓最常见的位置是下肢深静脉，左下肢深静脉血栓尤为多见。手术后应密切观察患者下肢的情况，如腓肠肌张力大小、有无压痛及小腿的颜色、温度等，还要注意测量小腿的周径，如周径增粗，可能是深静脉血栓影响血液回流所致。怀疑有下肢深静脉血栓形成时，要及时做超声检查和深静脉造影明确诊断，争取治疗时机。如病程在 3 天以内，可进行溶栓治疗；病程超过 3 天，就要根据病情行手术取栓或抗凝治疗。

为预防手术后下肢深静脉血栓形成，需加强对患者及其家属的宣教，手术后进行踝泵运动、尽早活动，以防代治。对下肢深静脉血栓形成危险性大的患者，如盆腔手术、下肢制动的患者、老年患者、有感染的患者等，可考虑预防性抗凝治疗。

第五节　试题精选与答案

1. 下列手术属于择期手术的是（　　　）

A. 嵌顿疝还纳修补术 　　　　　　　　B. 胃癌根治术

C. 甲状腺腺瘤切除术 　　　　　　　　D. 脾破裂行脾切除术

E. 十二指肠溃疡穿孔修补术

2. 手术前准备的最根本目的是（ ）

A. 促进切口愈合
B. 防止切口感染
C. 提高患者对手术的耐受力
D. 预防手术中各种并发症
E. 促进术后康复

3. 如拟应用抗菌药物来预防手术后感染时，一般原则应是（ ）

A. 手术前应用 3 天，手术后继续用 3 天
B. 手术前应用 1 天，手术后继用 1 周
C. 手术前和手术中各给一次，手术后继用 1～2 天
D. 手术前不用，手术后应用 3 天
E. 手术前不用，手术后应用至伤口拆线

4. 属于Ⅰ类切口的手术是（ ）

A. 小肠切除吻合术
B. 腹腔镜疝修补术
C. 阑尾炎手术
D. 胃穿孔手术
E. 结肠癌导致的急性肠梗阻手术

5. 高血压患者下列手术前处理中，正确的是（ ）

A. 手术前 2 周停用抗高血压药
B. 入手术室血压骤升，应果断停止手术
C. 血压降至正常后再手术
D. 血压 21.3/13.3kPa（160/100mmHg）以下不予处理
E. 围手术期药物应改用静脉途径控制血压

6. 大手术前，患者呼吸系统的准备方面，下列不正确的是（ ）

A. 停止吸烟
B. 有阻塞性肺功能不全者，可给麻黄碱、氨茶碱扩张支气管
C. 有哮喘者，可给口服地塞米松减轻黏膜水肿
D. 鼓励患者练习深呼吸及咳嗽，增加肺通气量和引流
E. 慢性支气管炎患者可给吗啡镇咳

7. 手术前准备中，下列处理不正确的是（ ）

A. 心力衰竭患者需控制 3～4 周后才施行手术
B. 经常哮喘发作的患者，可每日 3 次口服地塞米松 0.75mg
C. 肝功能严重损害者，一般不宜施行任何手术
D. 肾功能重度损害者，只要在有效的透析疗法处理下，仍能安全地耐受手术
E. 糖尿病患者大手术前，必须将血糖控制到正常、尿糖阴性的水平，才能手术

8. 成人麻醉前禁食的最适宜时间为（ ）

A. 手术前 4h
B. 手术前 6h
C. 手术前 8h
D. 手术前 12h
E. 手术前 24h

9. 手术后早期离床活动的目的，下列不正确的是（ ）

A. 预防肺部并发症
B. 预防下肢静脉血栓形成
C. 减少腹胀和尿潴留
D. 减少感染扩散
E. 促进切口愈合

10. 预防手术后肺不张的措施中，下列不正确的是（ ）

A. 手术前锻炼深呼吸和咳嗽
B. 手术前控制呼吸道炎症，禁烟 1～2 周
C. 防止手术后呕吐、误吸
D. 随时用镇痛药解除切口疼痛
E. 随时协助患者排出气管分泌物

答案

1. C　2. C　3. C　4. B　5. D　6. E　7. E　8. D　9. D　10. D

（王惠君）

第六章 换药与清创

第一节 课程教学目标

一、知 识 目 标

1. 能够详细复述换药术的操作流程。
2. 能够列举换药术的操作要点。
3. 能够详细复述外科清创术的操作流程。
4. 能够列举外科清创术的操作要点。

二、能 力 目 标

1. 能够严格遵守无菌操作规范。
2. 能够独立操作换药术。
3. 能够在上级医师的指导下完成初步的清创操作。

三、素质（德育）目标

能够理解并实践以患者为中心的医疗理念：在进行操作时，可以设身处地为患者着想，精细操作、体贴关怀。

第二节 外科换药术

换药又称更换敷料，是观察伤口情况、去除妨碍伤口愈合因素、促进伤口愈合的一项常用的基本外科操作。

一、适 应 证

1. 换药术适用于手术后切口以及各种开放性伤口，主要通过观察伤口情况、清除伤口异物及坏死组织、控制局部感染、促进肉芽组织健康生长、保持引流通畅等方式促进患者伤口愈合。

2. 术后无菌切口，如无异常反应，一般手术后 3 天左右进行第一次换药，检查切口愈合情况。

3. 如果患者伤口出现异常反应，如异常疼痛、肿胀感及大量渗血、渗液浸湿敷料，以及伤口周围或者远端肢体出现水肿、皮肤发绀，或患者出现不明原因发热时，为观察伤口情况或排除伤口的因素应考虑进行换药检查伤口，并进行适当的处理。

4. 伤口局部敷料脱落或被污染、浸湿失去屏障保护意义。

5. 感染伤口应根据伤口具体情况定期换药，清除坏死组织、脓液、异物，必要时放置引流物，促进伤口愈合。

6. 伤口的引流物需更换或拔除。

7. 伤口达到愈合标准，需要拆线时。

二、换药术的操作步骤

（一）操作者的准备

1. 在进行换药前先查看患者，了解病情及伤口情况。

2. 七步洗手法洗手后，根据需要准备用物。

3. 换药过程中戴帽子、口罩及穿隔离衣，遵循操作步骤，严格遵守无菌原则。

4. 做好个人防护，防止交叉感染。一般的换药无须戴无菌手套，如有特殊感染或传染患者，则需佩戴无菌手套。

（二）环境准备

换药室是一般换药的场所，要保持环境清洁、温度适宜、光线充足。换药室有严格的管理制度，由专人负责清洁、定时消毒。如有多个患者需要换药，须按照无菌伤口、一般感染伤口、特殊感染伤口的顺序逐个进行换药，避免交叉感染。

（三）物品准备

1. 常见伤口换药的物品准备 根据换药目的不同，换药需准备的物品也不同。

（1）无菌伤口更换敷料：这是最基础的换药，需准备的物品最为简单。一般包括1个换药盒（图6-1）或2个换药碗、2把手术镊（1把组织镊、1把有齿镊）、敷料（无菌纱布、绷带等）、无菌棉球、消毒液（碘伏溶液或乙醇溶液）、治疗巾、持物钳、持物桶、胶布、医疗废物回收桶、换药车等。现在很多医院也采用一次性换药包，需注意观察有效使用日期及包装是否完整。换药包要随用随备，避免污染。

（2）伤口拆线：除基础物品外，应准备拆线剪。

（3）拔除或更换引流物：除基础物品外，根据情况准备手术剪、止血钳、探针、持针器、针、缝线、引流物（如纱布条、油纱、引流管）等物品。

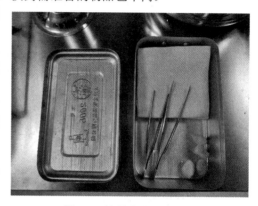

图6-1 换药盒内物品摆放

（4）感染伤口换药：除基础物品外，根据情况准备等渗盐水溶液、刮匙、手术剪、手术刀、血管钳、探针、引流物。同时，根据感染病菌不同准备不同药品：一般感染伤口可使用呋喃西林纱条湿敷；厌氧菌感染伤口可使用过氧化氢溶液冲洗；铜绿假单胞菌感染可准备多黏菌素溶液湿敷。

（5）创面水肿：可准备高渗盐水或高渗葡萄糖溶液加凡士林纱布湿敷，帮助伤口消肿，促进肉芽组织生长。

2. 换药常用药品

（1）等渗盐水：常用于伤口的冲洗及湿敷。一般用于伤口污染、感染、分泌物多的情况。

（2）碘伏溶液：用于皮肤、黏膜的消毒，对细菌、真菌、芽孢均有效。相较碘酒，碘伏溶液刺激小，适用范围广，且无须脱碘。

（3）乙醇溶液：75%的乙醇溶液常用于皮肤的消毒及碘酒溶液的脱碘；50%的乙醇溶液擦洗皮肤可促进局部血液循环，常用于压疮的防护。需注意，乙醇溶液刺激性较强，一般不应用于伤口内部或黏膜的消毒。

（4）过氧化氢：为3%过氧化氢溶液。与创面接触时会分解释放氧，并产生大量气泡。常用于清洗伤口、松解血块及坏死组织，或用于厌氧菌感染伤口的消毒。

（5）0.02%高锰酸钾溶液：相较过氧化氢，分解释放氧缓慢，作用持久。常用于洗涤厌氧菌感染伤口、肛门及会阴区伤口等。

（6）0.05%氯己定溶液：用于创面、伤口的冲洗、消毒。

（7）高渗盐水：可作为脱水剂提高局部渗透压，帮助组织脱水。常用于创面水肿较重时的局部湿敷。

（8）高渗葡萄糖溶液：可作为脱水剂用于水肿创面的局部湿敷。同时，高渗葡萄糖能起到抑制细菌生长、改善肉芽组织营养的作用。故常用于感染性伤口局部营养状况差、创口愈合困难、烧伤创面、静脉曲张皮肤溃疡、压疮的换药。

（9）50%硫酸镁溶液：可用于丹毒、蜂窝织炎等的局部湿敷消肿。

（10）胰岛素：常用于糖尿病患者的不愈合创口。

（11）0.02%呋喃西林溶液：为一种外用光谱抗菌药，常用于感染伤口的表面消毒及湿敷。

（12）氧化锌软膏：氧化锌可以抑制细菌生长，调节伤口愈合。常用于经久不愈的溃疡创面。

（13）5%硼酸软膏：具有收敛、抑菌作用。常用于烧伤、擦伤、皮肤溃疡及压疮。应避免大面积使用，避免发生硼酸中毒。

（14）优锁溶液：主要成分为漂白粉、硼酸，具有杀菌、除臭、溶解坏死组织的作用。常用于脓液及坏死组织较多的伤口清洗和湿敷。

（15）凡士林纱布：可以提供潮湿环境，利于创面肉芽生长。

3. 换药常用引流物

（1）盐水纱条：具有虹吸作用，常用于分泌物较多的伤口引流。使用等渗盐水浸湿无菌纱布制成，可使用整块纱布，亦可根据伤口情况将纱布进行裁剪，但裁剪时需记录纱布条数量，并将纱布毛边去除干净，避免残留在伤口内部。

（2）油纱条：具有保护创面、提供潮湿环境的作用，一般用于分泌物较少的创口引流。通常使用凡士林纱布，亦可根据伤口情况使用无菌纱布蘸取鱼肝油、生肌膏等药物制成有特殊药效的油纱条。

（3）橡胶片：相比纱条，橡胶片对伤口刺激较轻，常用于浅表、腔隙较窄的伤口引流。可使用预制的橡胶片，亦可使用无菌手套、橡胶管修剪制成。橡胶片引流一般在手术后48h内拔除，对伤口愈合影响小。

（4）烟卷引流：常用于脓腔较大、引流液多、部位较深的创口，如腹腔内Ⅱ/Ⅲ类切口的引流。烟卷引流根据引流情况每日换药1～2次，并在手术后12～24h转动引流管，适时拔除。

（5）管状引流：通常由各种橡胶管或硅胶管制成。一般一端置于体腔内，另一端接引流袋、灌洗药物或负压吸引，提供持续引流、冲洗或灌注药物作用。管状引流的种类繁多，常见的有橡胶引流管、T型管、三腔双囊管、双管等。不同患者管状引流使用时间变化较大，应根据引流情况及引流管类型不同决定换药频率及松管、拔管时机。

（四）患者的准备

换药应选择患者方便的时间进行，尽量避开患者进餐、睡眠、家属探视等时间段。操作前应提前告知患者换药时间、地点、目的及其注意事项，帮助缓解患者紧张情绪，做好换药准备。

三、操 作 方 法

以无菌伤口更换敷料为例，操作步骤如下。

1. 操作者穿隔离衣，戴帽子、口罩；查看患者，核对患者基本信息，了解病情及伤口情况。向患者告知换药操作的时间、地点、目的、意义及注意事项（图6-2）。

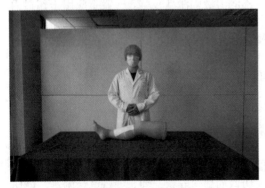

图6-2 换药人员的准备

2. 七步洗手法洗手，准备换药物品。

3. 调整好换药室的温度和光线，帮助患者取舒适体位，充分暴露创口，注意保暖及保护患者的隐私。铺好治疗巾，避免换药时医疗废物或引流液污染伤口和患者的衣物。对小儿、严重创伤或烦躁的患者，必要时可镇静或麻醉后再进行操作。一般换药操作者立于患者右侧，特殊部位换药时根据情况而定。

4. 打开无菌换药盒，将盒体与1个无菌换药碗置于左手侧，用于放置无菌物品，另一换药碗置于右手侧接近患者伤口处，用于放置换药产生的医疗废物，避免操作时污染无菌物品。

5. 去除外层敷料。外层敷料用手揭除，揭开胶布时要动作轻柔，注意不要压迫伤口和损伤皮肤（图6-3），沿伤口纵轴方向揭除敷料（图6-4）。

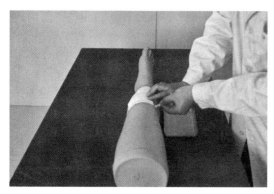

图6-3 揭除胶布

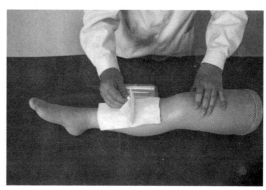

图6-4 用手揭去外层敷料

6. 取无菌镊。用持物钳取出换药盒中的镊子。双手持镊，左手镊为持物镊，用于拿取盒内无菌物品，右手镊为操作镊，用于患者伤口附近操作。操作时应注意保持镊尖低于镊柄，左手镊始终略高于右手镊，两镊不能互换、碰触。

7. 右手镊从伤口一端轻轻揭开内层敷料（图6-5），如有干结渗出物将内层敷料与伤口粘连，可用生理盐水浸润使其软化后，再轻柔揭除。

8. 观察伤口愈合情况，是否有红肿、硬结、渗血及渗液等，发现情况及时处理。

9. 处理伤口。左手镊夹起消毒棉球，递予右手镊，右手镊进行伤口消毒（图6-6）。无菌伤口消毒时，应由内而外进行操作，范围5cm，共消3遍，每遍消毒范围依次缩小（图6-7）。

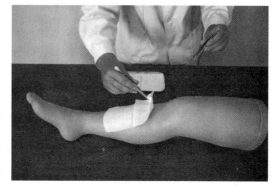

图6-5 用镊子揭去内层敷料

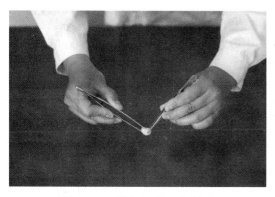

图6-6 双手镊子不能互相触碰

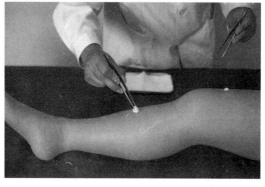

图6-7 消毒伤口

10. 更换敷料。伤口处理完毕后要用无菌敷料覆盖保护伤口，敷料大小应超过伤口外缘至少3cm。根据伤口渗出情况决定敷料层数，一般清洁无渗出的伤口用6～8层纱布覆盖即可（图6-8）。使用胶布或绷带固定敷料，注意变换胶布位置，以保护患者皮肤。胶布方向一般应与身体运动轴方向垂直，贴合紧密，松紧适度，保证敷料固定牢固的同时不影响患处运动及血液循环。如果患者贴胶带处出现发红、发痒，甚至出现水疱等情况，应及时更换低敏胶布（图6-9）。

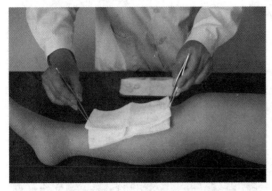
图 6-8 无菌敷料覆盖伤口

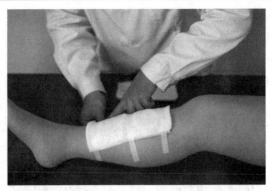
图 6-9 包扎伤口

11. 收尾。换药完毕后，询问患者有无不适，帮助患者穿好衣物，恢复舒适体位。更换下的敷料、棉球等一次性物品倒入黄色医疗废物桶；缝针、注射器针头等放入锐器盒；可回收利用的物品，如换药盒、手术镊统一送至消毒供应室进行清洗、灭菌处理。整理完成后，操作者应使用七步洗手法洗手。

四、注 意 事 项

1. 给多个患者换药，或一个患者多处伤口进行换药时，应优先处理无菌伤口，再处理污染伤口，最后处理感染伤口。每处理一个患者或伤口，均应重新洗手、手消毒、更换物品，防止交叉感染。

2. 感染伤口及肛门、会阴区的消毒应从外向内消毒。对于传染性强、危害大的特殊感染，如气性坏疽、破伤风、铜绿假单胞菌感染患者或传染患者，应使用单独换药室专人负责换药，以预防传播。换药时操作者除穿隔离衣及戴帽子、口罩外，应佩戴无菌手套，做好个人防护。换药产生的医疗垃圾应单独处理，可重复利用器械须标明特殊感染，并送消毒供应室单独进行彻底清洗、灭菌处理。换药结束后，换药室应及时消毒，操作者需七步洗手法洗手并涂免洗手消毒液。

3. 换药过程中注意严格遵守无菌制度。使用持物钳、镊子时，始终保持尖端低于柄部。换药时应双手持镊操作，两镊分工明确且始终不能相碰。已拿出的物品不能再放回换药盒中，换药盒、灭菌桶的上方均视为无菌区域，操作过程中要注意保护。

4. 根据患者情况，合理安排换药频次。换药间隔太短，会因反复刺激伤口影响肉芽生长，不利于愈合；换药间隔过长，伤口内渗出液过多，亦不利于伤口愈合。手术后的清洁切口，如无特殊反应，一般手术后 3 天左右及拆线时进行 2 次换药即可；新鲜肉芽组织创面一般每隔 1～2 天换药一次；感染伤口及放置引流的伤口，应根据引流量决定换药次数，一般敷料湿透即应该换药；如果患者出现伤口的异常疼痛、皮肤发绀、不明原因发热，应考虑是否伤口有问题，及时换药观察处理。

5. 根据患者伤口情况准备换药物品，既要做到准备充分，有适当的备用物品；又能够物尽其用，杜绝浪费。

6. 感染伤口可先取样本进行细菌培养及药敏试验，再进行换药，以指导抗菌药物的使用。

7. 换药动作应准确、轻巧、细致，通过快速、精确的操作达到治疗目的。对暴露伤口进行操作应避免使用乙醇等刺激性药物，尽量用"蘸"代"擦"，在保证效果的前提下尽量减少刺激、缩短时间，减少患者痛苦。

8. 换药过程应始终保持人文关怀意识，态度和蔼，语言礼貌，尽量减少患者的紧张感与不适感。换药前查看患者，询问病情，告知换药目的、意义及注意事项；换药时保护患者隐私，帮助患者摆舒适体位，注意保暖；换药操作轻柔迅速，随时与患者沟通；换药结束帮助患者恢复体位，穿好衣物，告知换药情况。

第三节 外科清创术

清创术是使用各种方法去除伤口内的异物、坏死组织等的操作，包括生物清创、机械清创、外科清创等。其中外科清创术是使用手术的方法清除开放伤口内的异物、血凝块，切除坏死、失活或严重污染的组织，尽量减少伤口内污染，力求使污染创面转变为新鲜的手术创伤，从而争取达到一期愈合，有利受伤部位的功能和形态的恢复的手术方法。

一、适　应　证

一般来说，意外损伤形成的开放性伤口难免被微生物污染形成污染伤口。但如果伤后早期处理伤口，可争取在微生物尚未侵入深部组织大量繁殖前通过外科清创术使污染伤口转化为清洁伤口，促使伤口一期愈合。通常情况下，外科清创术的适应证包括：①伤后 6～8h 以内的开放性伤口；②伤后 8～24h，无明显感染的开放性伤口；③头面部伤口在 24～48h 内的，应争取清创后一期缝合。

二、禁　忌　证

1. 有活动性出血、昏迷、休克等危及生命的情况时，应首先进行有效抢救，待病情稳定后，再根据情况进行清创。

2. 对错过清创术推荐时间的、污染严重或已感染的创口，一般只能对伤口进行的简单清理、消毒、开放引流、控制感染。待感染控制、创口情况好转后再根据情况选择下一步治疗方案。

三、外科清创术的操作步骤

（一）伤情判断

创伤患者的早期处理应评估伤情和紧急治疗同时进行，切勿片面地只看到浅表外伤而忽略严重的危及生命的隐性损伤。原则上应首先迅速采集患者的病史，并结合病史进行快速的体格检查，即在查看浅表开放性损伤的同时，亦需判断患者有无颅脑损伤、胸腹部脏器损伤、大出血、休克等危及生命的严重创伤。应首先对危及生命的创伤进行紧急治疗，保证患者的基本生命体征的持续稳定。如果患者休克是由于伤口出血导致，可在补液、输血的同时进行清创、止血等处理。

在上述处理过程中，迅速、详细地采集病史并快速对病情做出大致判断极为关键。应根据病情的轻重缓急，有目的地对患者安排查体及辅助检查。如车祸伤、高坠伤常可导致迟发性的颅内出血或脾破裂出血，在查体时应着重注意检查患者上述部位，并根据情况合理安排 B 超、CT 等辅助检查。对于生命体征稳定的患者，如仅有简单的皮肤擦伤、小范围磕碰伤等，亦可在采集病史的同时先进行局部的清创，然后逐步完善相关检查。但需注意随时监测患者的面色、神智及基础生命体征，防止出现漏诊隐蔽损伤导致病情恶化的情况出现。

（二）患者准备

1. 综合评估患者病情，优先处理颅脑损伤、胸腹部严重损伤及休克等严重危及患者生命的创伤。

2. 详细采集病史，并进行必要的辅助检查。

3. 在不掩盖患者病情的前提下，适当使用镇痛、镇静药物。

4. 尊重患者的知情同意权，进行充分医患沟通，告知患者及其家属相关情况及治疗方案，并详细说明相关风险，取得患方同意。

（三）麻醉准备

根据患者的具体情况，可选择不同麻醉方法。具体麻醉方法应与麻醉医师协商确定。

一般浅表伤口可选择局部浸润麻醉；手指或足趾外伤及上肢创伤可选用神经阻滞麻醉，如指神经阻滞麻醉、腕部神经或臂丛神经阻滞麻醉；下肢清创，可选择硬膜外麻醉；对于伤情复杂、较为严重的伤口进行清创，伴有重要血管、神经损伤，手术时间较长者，可采用全身麻醉。

（四）物品准备

根据患者病情的不同，外科清创术的物品准备变化较大，手术前应根据病情及检查情况提前准备。其中，较为常规的有无菌清创包（内含卵圆钳、手术剪、持针器、手术镊、血管钳、换药碗、弯盘等器械）、10ml/20ml无菌注射器、无菌毛刷、肥皂液、无菌生理盐水溶液、3%过氧化氢溶液、0.5%碘伏溶液、75%医用乙醇、止血带、无菌敷料、缝针、医用缝合线、绷带、胶布等。

（五）手术步骤

1. 操作者准备　操作者戴帽子、口罩，洗手，戴无菌手套。

2. 手术区准备　清创前应帮助患者摆好利于手术操作的舒适体位，如为肢体损伤需抬高患肢，减少出血。注意一般需要清创的创面都有不同程度的污染，因此，需在消毒之前增加清洗的步骤，去除泥土等明显污渍，保证消毒效果。

（1）伤口周围皮肤的准备：伤口下垫一次性治疗巾。用无菌纱布覆盖伤口，初步清理伤口周围污物，剃除伤口附近毛发、修剪指/趾甲。如有难以去除的油污，可使用汽油擦洗去除；如需植皮，亦需对供皮区进行准备。

（2）伤口周围皮肤的清洗：操作者更换手套，换新的无菌纱布覆盖保护伤口。用毛刷蘸取肥皂液由伤口周围开始向外刷洗伤口周围皮肤（图6-10），并用温无菌生理盐水冲洗干净（图6-11）。注意清洗过程中勿使皂液及冲洗液流入伤口内。如此刷洗2～3次，范围15～30cm，每次刷洗更换新的无菌毛刷。刷洗完成后使用无菌纱布擦干皮肤。

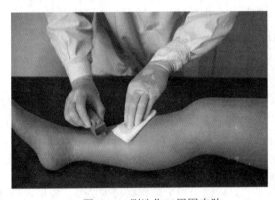

图6-10　刷洗伤口周围皮肤

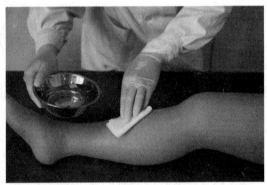

图6-11　冲洗伤口周围皮肤

（3）伤口清洗：去掉覆盖伤口的纱布，使用大量无菌生理盐水冲洗伤口内部。用棉球或小纱布球轻轻擦拭去除伤口内的污物，并用无齿镊或者血管钳轻轻去除伤口内的异物、血块。较深的伤口可使用3%过氧化氢溶液与生理盐水交替冲洗。反复冲洗多遍后，用无菌干纱布擦净伤口周围皮肤。

（4）手术区域消毒、铺无菌巾：操作者脱去手套，使用肥皂水刷手及手和手臂消毒。使用碘伏在伤口周围由外而内进行手术区域的消毒，铺无菌手术巾准备手术。消毒时应注意勿使消毒液进入伤口，以免加重损伤。操作者常规穿手术衣，戴无菌手套。

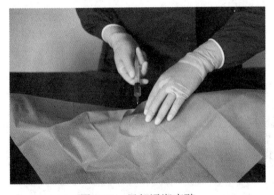

图6-12　局部浸润麻醉

3. 麻醉　根据患者伤情、手术时间选择适当麻醉方法。一般浅表创伤可采用局部浸润麻醉或神经阻滞麻醉；伤口较大、预计手术时间较长的可根据情况选择硬膜外麻醉或全身麻醉等。具体方法应与麻醉医师协商决定（图6-12）。

4. 手术清创

（1）伤口探查、初步止血：麻醉成功后，应仔细检查伤口，由浅入深依次探查。检查有无重要血管、神经、肌腱、骨骼的损伤，判断组织活力。血管、肌腱断裂后有时会回缩，应注意探查清楚，必要时适当延长切口。对于较大出血点应及时止血，如四肢创面大量出血，可使用止血带术中止血。

（2）伤口清创：浅层组织清创可视污染情况，切除或剪除明显挫伤或失活的创缘组织。一般情况下先切除切口不规整皮缘 1～2mm，再切除其他失活组织。切面注意止血（图 6-13）。

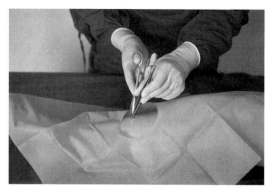

图 6-13 伤口清创

深层组织清创时，按照由浅入深、由近到远的次序依次处理，切勿遗漏。应注意要彻底切除失活的组织，保留有活力的组织。其中肌肉组织有无活力可由以下特征判断：组织是否水肿、有无弹性、有无光泽、夹镊是否收缩。大部分处于游离状态的脂肪组织、筋膜组织也应彻底切除。伤口较深时可根据情况适当扩创以利于手术野暴露及彻底清创。

如有骨折，应尽量保留骨片。与软组织相连的骨片一般应予保留；对于完全游离的小骨片应予清除，但游离的大骨片应尽量处理后放回缺损处。

清创时需注意按一定顺序，由浅入深，分区进行，切忌东一剪西一剪没有规划。对于关节、手指等部位，清创时应注意张力，必要时亦可不切除或少切除创缘，以免皮肤张力过大无法缝合。重要的血管、神经、肌腱、韧带等应慎重处理，以免损伤或因切除过多影响功能。

（3）再次冲洗伤口：经彻底清创后，使用生理盐水再次冲洗伤口 2～3 次，去除组织残渣。污染较重、受伤时间较长者，可先用 3%过氧化氢溶液浸泡或 0.1%氯己定溶液冲洗后，再用生理盐水冲净。

（4）组织修复：重新消毒、铺盖无菌巾后，更换无菌手套、手术器械，根据伤口受伤时间、受伤部位、污染程度、组织缺损等因素综合决定下一步是否进行缝合。

伤后 6～8h 内的伤口，清创后多可进行一期缝合。对于伤后时间过长的伤口或严重污染的伤口必要时可不缝合，根据情况进行换药观察，待 4～7 天后，如伤口无感染或感染控制、水肿消失、肉芽组织新鲜，再行延期缝合。头面部伤口供血丰富，愈合能力强，甚至可在伤后 24h 进行清创并争取一期缝合。上述操作完成后，使用无菌纱布覆盖保护，用胶布或绷带固定。

一般伤口，如无皮肤缺损，可按解剖层次分层缝合，并注意不留有无效腔；皮下组织较薄时，也可将皮肤、皮下组织一次缝合。皮肤少量缺损、缝合后皮肤张力较大时，可做减张切口；如皮肤缺损较多，或皮肤缺损使重要的血管、神经、肌腱等组织裸露时，应考虑植皮。

（5）引流：一般的表浅伤口不放置引流物。对于渗出较多的表浅伤口、污染较重的伤口、较深伤口，以及腹腔及盆腔的开放性伤口，应放置引流管或引流条，并妥善固定。

5. 注意事项

（1）外科清创术步骤繁多，且操作过程中需多次更换衣物、手套、手术巾、器械，对初学者容易造成困扰，操作前应提前做好规划，将常用物品准备齐全，严格遵守无菌原则，避免术中手忙脚乱，影响手术。

一般较小的体表损伤进行清创时，操作者可不穿手术衣，但应穿洗手衣、洗手、刷手、手及手臂消毒后戴无菌手套进行操作；对于较复杂伤口，则需穿无菌手术衣进行。

（2）清创术的主要目的之一就是尽量使污染创面转变为新鲜的手术创面，故应时刻注意无菌原则。

伤口周围皮肤的准备。肥皂水刷洗可快速有效地清理污垢、减少局部细菌数量。对于头面、会阴等毛发较多部位的创伤，应注意在不耽误手术的前提下将手术区毛发去除，以免影响手术操作、增加污染。

一般伤口周围皮肤消毒范围应距离伤口边缘 15cm 以上；消毒时注意勿使消毒液流入伤口内，加重损伤，影响愈合。

一般认为，清创术分为污染手术及相对清洁手术两个阶段，初步清理伤口时用到的手套、器械、手术巾均应认为已被污染；在进一步处理、缝合时应更换新的器械、耗材。

（3）清创术前应与麻醉师共同讨论制订方案，设法为患者找寻最安全、有效的麻醉方法。在良好麻醉下进行，否则患者将承受巨大痛苦，造成严重的肉体、心灵创伤；而患者的呻吟、抖动亦会严重影响术者的操作，直接影响手术质量。一般浅表伤口的手术可选用局部浸润麻醉，一般在伤口的手术区域准备完成以后进行。随着手术的进行，尤其是需要扩创或手术时间延长的情况下可能需要补充麻醉，需注意使用量安全，必要时转换麻醉方法。

（4）手术清创操作是外科清创术的关键。如果清理不彻底，伤口内留存大量异物、坏死组织，则容易导致伤口感染；如果清理过度，将过多正常组织切除，则容易导致伤口闭合困难、瘢痕增大，甚至影响功能。故清创时应注意按解剖结构及一定的方向进行操作，严禁东一剪西一剪没有规划，防止造成遗漏；亦需仔细区分组织状态，在保证清创质量的前提下尽可能保留正常组织。

（5）缝合关系到手术最终的效果。是否缝合应在确定伤口部位、组织状态、伤后时长、污染程度等信息后综合考虑。如伤口污染严重、伤后时间超过 6～8h，则不应追求一期缝合；头面部供血丰富，可在彻底清创的前提下适当延长上述时限。缝合时需逐层缝合，避免留下无效腔。对于渗血、渗液较多的伤口及腹腔、盆腔开放性损伤，应常规留置有效引流。皮肤缝合应注意选择适合的缝针、缝线，保持针距均匀、张力适度；面部、手部等外露部位的缝合，在确保质量的前提下，亦需特别注意美观。

6. 手术后处理

（1）合理应用抗菌药物：特别是对于污染严重或较为复杂的伤口及严重创伤的患者，手术前即应开始预防性应用抗生素。

（2）预防破伤风：根据患者破伤风免疫史及伤口情况选择是否需要注射破伤风类毒素进行主动免疫。同时非全程免疫或免疫史不详的不洁或污染伤口。应注射破伤风免疫球蛋白或破伤风抗毒素进行被动免疫。

（3）制动：清创术后合理的制动有利于保护伤口、防止污染、减轻痛苦、加速愈合。一般有重要血管、神经、肌腱、关节、骨损伤患者，均应采取合理制动措施。四肢损伤时，一般将患肢固定于高于心脏处，有利于静脉回流，减轻水肿，缓解疼痛。

（4）包扎：包扎可以有效保护伤口、防止污染。包扎时敷料应覆盖超出伤口边缘 5cm 为宜。另外，包扎应松紧适度，过松起不到保护、压迫止血的作用；过紧容易导致组织缺血坏死。包扎后需随时询问患者感觉，检查远端肢体感觉、末梢血运，避免出现组织肿胀、缺血、坏死。肢体包扎一般要暴露肢体末端以便观察血运情况。

（5）换药：清创术后应根据患者情况合理安排换药。一般伤口情况较好，一期缝合，未出现渗血、渗液、异常疼痛等情况的，可手术后 2～3 天进行第一次换药，检查伤口情况。放置引流的伤口，一般手术后 24～48h 第一次换药，并根据引流情况决定是否拔除引流，以后根据情况适时换药。

（6）对症、支持治疗：患者疼痛明显的，应合理使用镇痛、镇静药物治疗。根据患者病情对症治疗，必要时给予合理的营养支持治疗。

（7）手术后宣教：向患者宣讲疾病的相关知识、注意事项及手术后功能锻炼等事宜，帮助患者尽快恢复正常生活；加强随诊，了解患者恢复情况；关注患者心理状况，必要时请临床心理专业人员协助。

（8）定时复查：根据患者伤情，适时安排复查，以了解患者恢复情况，并根据患者情况调整康复计划。

第四节　试题精选与答案

1. 多个患者换药时应如何排序？
2. 简述伤口消毒的方向。
3. 换药时双手的镊子有何区别？
4. 双手的镊子在换药操作时有何要求？
5. 换药常用作引流的盐水纱条和油纱条有什么区别？
6. 外科清创术的适应证是什么？
7. 外科清创术的麻醉方法如何选择？

8. 如何清洗伤口周围的皮肤？

9. 如何清洗伤口？

10. 什么样的伤口需留置引流物？

答案

1. 给多个患者换药，应遵循优先处理无菌伤口，再处理污染伤口，最后处理感染伤口的顺序。

2. 无菌伤口消毒时应由内而外，感染伤口及肛门、会阴区的消毒应从外向内消毒。

3. 左手镊为持物镊，用于拿取盒内无菌物品，右手镊为操作镊，用于患者伤口附近操作。

4. 操作时应注意保持镊尖低于镊柄，左手镊始终略高于右手镊，两镊不能互换、碰触。

5. 盐水纱条具有虹吸作用，常用于分泌物较多的伤口引流。油纱条具有保护创面、提供潮湿环境的作用，一般用于分泌物较少的创口引流。

6. 伤后 6～8h 以内的开放性伤口；伤后 8～24h，无明显感染的开放性伤口；头面部伤口在 24～48h 内的，应争取清创后一期缝合。

7. 根据患者的具体情况，可选择不同的麻醉方法。具体麻醉方法应与麻醉医师协商确定。一般浅表伤口可选择局部浸润麻醉；手指或足趾外伤及上肢创伤可选用神经阻滞麻醉，如指神经阻滞麻醉、腕部神经或臂丛神经阻滞麻醉；下肢清创，可选择硬膜外麻醉；对于伤情复杂、较为严重的伤口进行清创，伴有重要血管、神经损伤，手术时间较长者，可采用全身麻醉。

8. 清洗伤口时操作者需更换手套，用无菌纱布覆盖保护伤口。用毛刷蘸取肥皂液由创口周围开始刷洗周围皮肤，并用温无菌生理盐水冲洗干净。注意清洗过程中勿使皂液及冲洗液流入伤口内。如此刷洗 2～3 次，范围 15～30cm，每次刷洗更换新的无菌毛刷。刷洗完成后使用无菌纱布擦干皮肤。

9. 使用大量无菌生理盐水冲洗伤口内部。用棉球或小纱布球轻轻擦拭去除伤口内的污物，并用无齿镊或者止血钳轻轻去除伤口内的异物、血块。较深的伤口可使用 3%过氧化氢溶液与生理盐水交替冲洗。反复冲洗多遍后，用无菌干纱布擦净伤口周围皮肤。

10. 渗出较多的表浅伤口、污染较重的伤口、较深伤口，以及腹腔及盆腔的开放性伤口，应放置引流管或引流条。

（夏国鑫）

第七章　临床常用操作

第一节　课程教学目标

一、知 识 目 标

1. 能够详细复述各项操作的要点。
2. 能够列举各项操作的要点。

二、能 力 目 标

1. 能够严格遵守无菌操作规范。
2. 能够独立操作导尿术、吸痰术。
3. 能够在上级医师的指导下完成留置胃管、三腔双囊管止血术、氧气疗法。

三、素质（德育）目标

能够理解并实践以患者为中心的医疗理念，在进行操作时，可以设身处地为患者着想，精细操作、体贴关怀。

第二节　导 尿 术

导尿术是指在严格无菌操作下，将导尿管经尿道插入膀胱引流尿液的方法。

一、目 的

1. 治疗，如为尿潴留患者导尿、为膀胱肿瘤患者进行膀胱化疗等。
2. 协助临床诊断，如留取未受污染的尿标本做细菌培养，测量膀胱容量、压力及检查残余尿量；进行尿道或膀胱造影，给予危重症或手术中患者尿量检测等。
3. 手术准备，如盆腔手术排空膀胱，使膀胱持续保持空虚状态，避免手术中误伤。

二、适应证与禁忌证

（一）适应证

1. 排尿困难　如尿道狭窄、前列腺增生、肿瘤、麻醉或手术引起的尿潴留；尿道球部损伤、骨盆骨折、脊柱脊髓损伤等引起的主动排尿困难；为尿失禁患者行膀胱功能训练。
2. 治疗需要　为尿失禁或会阴部有伤口的患者引流尿液，以保持会阴的清洁、干燥；膀胱、尿道手术或损伤患者，放置导尿管能促进切口愈合及功能的恢复。
3. 检查与监测　获取无污染的尿标本，进行尿液检查或培养；对于膀胱、尿道的病变，做尿流动力学检查，测定膀胱容量、膀胱压力、残余尿量等数值；进行膀胱造影、膀胱药物灌注等检查或治疗；留置导尿管在抢救危重、休克患者时可正确记录每小时尿量、测量尿比重，以密切观察患者的生命体征。
4. 手术需要　如腹部及盆腔器官手术。

（二）禁忌证

1. 急性尿路感染。

2. 严重的全身出血性疾病。

3. 尿道损伤、尿道狭窄、先天性畸形无法留置导尿管者。

4. 女性月经期。

三、操作前准备

（一）操作者准备

仪表端庄，着装整洁，修剪指甲，洗手，戴口罩。

（二）用物准备

1. 治疗盘内 一次性使用导尿包 2 套、10ml 生理盐水 2 支。

2. 治疗盘外 执行单、弯盘、治疗巾、别针、胶带、有创伤操作协议书、防导管滑脱标识、导尿管标识贴、尿袋标识贴、便盆、必要时准备浴巾、手消毒液、医疗垃圾桶和生活垃圾桶。

（三）评估

1. 核对 核对医嘱，核对患者信息。

2. 评估患者 年龄、病情、意识状态、治疗情况、自理能力、心理状态和合作程度；膀胱充盈度、会阴部皮肤黏膜情况及清洁度；询问患者插管经历。

3. 沟通 操作者自我介绍，向患者或其家属解释导尿的目的、方法、注意事项及配合要点，并签署有创伤操作协议书。

4. 评估环境 清洁、安静、隐蔽、安全、光线充足，必要时调节室温，遮挡患者。

四、操 作 方 法

（一）核对

携用物至患者床旁，核对患者的床号、姓名、腕带。

（二）准备及操作

1. 移床旁椅至操作同侧的床尾，将便盆放在床尾床旁椅上。

2. 松开床尾盖被，协助患者脱去对侧裤腿，盖在近侧腿上，气温低时可加盖浴巾。上身及对侧腿用盖被盖好。协助患者取屈膝仰卧位，两腿外展暴露外阴。

3. 将治疗单铺于患者臀下，将弯盘放置于外阴处。消毒双手。

4. 核对检查后打开导尿包外层，取出初次消毒用物，放于患者两腿之间，左手戴手套，将消毒棉球倒入小方盘内。

5. 根据男、女患者尿道的解剖特点进行消毒导尿。

（1）女性患者

1）初步消毒：右手持镊子夹取消毒棉球，按顺序擦洗，即阴阜—对侧大阴唇—近侧大阴唇—戴手套的左手持纱布分开大阴唇—对侧小阴唇—近侧小阴唇—尿道口（由外向内、由上到下、由远及近擦洗，消毒时镊子不可接触肛门区域，每个棉球限用一次）。然后摘下手套放进弯盘内，放置在治疗车下层。

2）打开导尿包：用手消毒液消毒双手后，将剩余导尿包置于患者双腿之间，按无菌技术操作原则，打开导尿包。

3）戴无菌手套，铺洞巾：戴无菌手套，将洞巾铺在患者的外阴处并暴露会阴部。

4）整理用物，润滑导尿管：将弯盘放置于会阴处，检查导尿管是否通畅、气囊是否漏气，在导尿管处放置止流夹。消毒棉球放于方盘内，用润滑液棉球润滑导尿管前端，请助手协助抽取 10～

15ml 生理盐水。连接导尿管和集尿袋放于弯盘内，取消毒液棉球放于弯盘内。

5）再次消毒：左手持纱布分开并固定小阴唇，右手持镊子夹取消毒棉球，按照顺序擦洗；即尿道口—对侧小阴唇—近侧小阴唇—尿道口（每个消毒部位均需更换消毒棉球，避免已消毒的部位再污染）。左手固定不动，右手用镊子将污染的棉球、弯盘移到床尾，镊子放入弯盘内，将方盘移至洞巾口旁。

6）导尿：指导患者张口呼吸，右手用镊子夹持导尿管对准尿道口，轻轻插入尿道 4~6cm，见尿液流出再插入 2~3cm，插管时注意询问患者的感受，观察尿液性状。

7）留置导尿管：松开固定小阴唇的左手，下移固定导尿管，根据导尿管上气囊容积向气囊内注入等量的空气或生理盐水，向外轻拉导尿管有阻力感，则证实导尿管固定在膀胱内，引流袋接引流尿液，用胶带将导尿管贴于患者大腿内侧，防止导尿管脱出。

8）标识：导尿管、引流袋都做好标识，用别针固定引流袋，打开引流夹，悬挂防导尿管滑脱标识。

9）其他：协助患者穿好衣裤、取舒适卧位，整理床单位，整理用物。再次核对患者信息，询问患者感受，并向患者讲解注意事项。整理用物，将污染物放置医疗垃圾桶内；洗手，记录置管时间并签名。

（2）男性患者

1）初步消毒：操作者一手持镊子夹取消毒棉球进行初步消毒，依次为阴阜—阴茎—阴囊。另一戴手套的手取无菌纱布裹住阴茎，将包皮向后推，暴露尿道口。自尿道口向外向后旋转擦拭尿道口、龟头及冠状沟（每个棉球限用一次）。污染棉球、纱布放置于弯盘内。消毒结束后把弯盘放到床尾，脱下手套。

2）打开导尿包：用手消毒液消毒双手后，将导尿包放在患者两腿之间，按无菌技术操作原则打开导尿包。

3）戴无菌手套，铺洞巾：取出无菌手套，按无菌技术操作原则戴好无菌手套，取出洞巾，铺在患者的外阴处并暴露阴茎。

4）整理用物，润滑导尿管：将弯盘放置于会阴处，检查导尿管是否通畅、气囊是否漏气，在导尿管处放置止流夹。消毒棉球放于方盘内，用润滑液棉球润滑导尿管前端，请助手协助抽取 10~15ml 生理盐水。按操作顺序整理好用物，取出导尿管，连接导尿管和集尿袋放于弯盘内，取消毒液棉球放于弯盘内。

5）再次消毒：一手用纱布包住阴茎，将包皮向后推暴露尿道口，另一只手持镊子夹消毒棉球，再次消毒尿道口、龟头及冠状沟（由内向外，每个棉球限用一次）。污染棉球、镊子放床尾弯盘内。

6）导尿：一手继续持无菌纱布固定阴茎并提起使之与腹壁呈 90°，将弯盘置于洞巾口旁，嘱咐患者张口呼吸，用另一只镊子夹持导尿管，对准尿道口轻轻插入尿道 20~22cm，见尿液流出再插入 2~3cm，将尿液引入引流袋。

7）留置导尿管：下移固定导尿管，根据导尿管上气囊容积向气囊内注入等量的空气或生理盐水，向外轻拉导尿管有阻力感，则证实导尿管固定在膀胱内，引流袋接引流尿液，用胶带将导尿管贴于患者大腿内侧，防止导尿管脱出。

8）标识：导尿管、引流袋都做好标识，用别针固定引流袋，打开引流夹，悬挂防导管滑脱标识。

9）其他：协助患者穿好衣裤、取舒适卧位，整理床单位，整理用物。再次核对患者信息，询问患者感受并向患者讲解注意事项。整理用物，将污染物放置医疗垃圾桶内；洗手，记录置管时间并签名。

五、并 发 症

1. 拔管困难，或不能拔管。

2. 导尿管堵塞，导尿管被尿结晶沉渣堵塞，引流不畅。

3. 尿路感染或结石。长期留置导尿管尿路感染发生率升高，要叮嘱患者多饮水，必要时预防性应用小剂量口服抗生素、定期夹闭和开放导尿管。感染、异物及患者活动少都是造成膀胱结石的原因，需定期更换导尿管预防膀胱结石。

4. 尿道损伤。导尿管型号选择过大；导尿管突然被外力牵拉，有时甚至会将整个尿道拉出；操作医护人员不了解尿道的解剖结构和没有掌握球囊导尿管的使用方法，没有见尿液流出向球囊内注入液体，导致球囊在尿道中膨胀造成尿道损伤。

5. 虚脱或血尿。对膀胱过度充盈者，放出尿液宜缓慢，一次放出尿液不超过 1000ml，以防腹压突然下降，大量血液进入腹腔血管而引起血压下降，或因膀胱突然减压而引起膀胱黏膜剥脱，发生血尿。

6. 气囊破裂致膀胱异物。

六、注 意 事 项

1. 严格执行查对制度和无菌技术操作原则。

2. 在操作过程中注意保护患者的隐私，并采取适当的保暖措施防止患者着凉。

3. 对膀胱高度膨胀且极度虚弱的患者，一次放出尿液不得超过 1000ml，大量放出尿液可引起腹腔内压急剧下降，血液大量滞留在腹腔内，导致血压下降而休克；另外，膀胱内压突然降低，还可导致膀胱黏膜剥脱，发生血尿。

4. 老年女性尿道口回缩，插管时应仔细观察辨认，避免误入阴道，如果导尿管误入阴道，应更换无菌导尿管，然后重新插管。

5. 防止泌尿系逆行感染。留置导尿管患者，鼓励多饮水，达到自然冲洗尿路的目的。留置导尿管患者，每日 2 次尿道口护理，每 2 周更换导尿管 1 次，可采用间歇性阻断引流，使膀胱定时充盈、排空，促进膀胱功能的恢复。

第三节　留 置 胃 管

留置胃管是将导管经鼻腔或口腔插入胃内，从管内灌注流质食物、水分和药物的方法。

一、目　　的

1. 喂食或给药。对于昏迷患者、不能自行经口进食患者，经胃管供给食物和药物，以保证患者摄入足够的营养、水分和药物，以利患者早日康复。

2. 胃肠减压。

3. 胃冲洗。

二、适应证与禁忌证

（一）适应证

1. 不能进食的患者，如昏迷患者、破伤风患者。

2. 口腔疾患或口腔手术后患者、上消化道肿瘤引起吞咽困难的患者。

3. 手术前准备，如腹部手术患者，经胃肠减压管引出胃内容物。

4. 清除胃内有毒物质、进行胃液检查等。

5. 上消化道病变需观察或治疗。

6. 其他患者，如早产儿、病情危重者、拒绝进食者等。

（二）禁忌证

1. 严重面部损伤的患者。

2. 食管静脉曲张、上消化道出血的患者。

3. 吞食腐蚀性药物及极度不配合的患者。

4. 精神异常患者。

5. 食管梗阻患者。

6. 鼻咽部癌肿或急性炎症患者。

三、操作前准备

（一）操作者准备

仪表端庄，着装整洁，修剪指甲，洗手，戴口罩。

（二）用物准备

1. 治疗盘内　无菌鼻饲盘（内备有治疗碗 2 个、纱布 2 块、镊子 1 把、压舌板 1 个）、一次性胃管 2 根、无菌手套 2 副、医用冲洗器 1 个、液体石蜡棉球 1 袋。

2. 治疗盘外　一次性治疗巾、标识贴、胶带、无菌棉签、执行单、弯盘、鼻饲液（温度 38～40℃）、温开水、听诊器、手电筒、防导管滑脱标识、安全别针、夹子或橡胶圈、有创伤操作协议书、手消毒液、医疗垃圾桶和生活垃圾桶。

（三）评估

1. 核对　核对医嘱，核对患者的床号、姓名、腕带。

2. 评估患者　年龄、病情、意识、鼻腔的通畅性、心理状态及合作的程度。

3. 沟通　向患者及其家属解释操作的目的、过程及操作中配合的方法。解释可能存在的风险，达成共识，并签署有创操作同意书。

4. 评估周围环境　清洁、安静，光线、温度适宜。

四、操 作 方 法

（一）核对

携用物至床旁，核对医嘱，核对患者的床号、姓名、腕带。

（二）操作

1. 有义齿者取下义齿。协助患者取半坐位或半卧位，无法坐起者取右侧卧位；昏迷患者取去枕平卧位，头向后仰。检查有无插管禁忌。

2. 铺垫治疗巾，放置弯盘，棉签清洁鼻腔。

3. 测量插入长度。从患者前额发际至胸骨剑突处或由鼻尖经耳垂至胸骨剑突处的距离（图 7-1），一般成人插入长度为 45～55cm，为防止反流误吸，插管长度可在 55cm 以上，若需胃管注入刺激性药物，可将胃管再向深部插入 10cm，在相应位置做标记。

4. 打开无菌盘，再次检查胃管、医用冲洗器、液体石蜡棉球的有效期及包装严密性，打开胃管医用冲洗器及液体石蜡包装并置于治疗碗内，戴无菌手套，放置纱布、压舌板于治疗巾上。检查胃管是否通畅，液体石蜡棉球润滑胃管前端。

5. 插管。一手用纱布托住胃管，另一手持镊子夹住胃管前端，沿一侧鼻孔缓缓插入。插入胃管 14～16cm 至咽喉部时，根据患者具体情况继续进行插管，清醒的患者叮嘱其做吞咽动作，边插管边指导，迅速将胃管插至所测量的长度；若为昏迷的患者，左手将患者头托起，使下颌靠近胸骨柄，缓慢

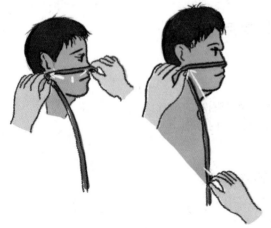

图 7-1　测量胃管插入长度

插入胃管至预定的长度（如图7-2）。若插管过程中患者出现恶心、呕吐，可暂停插管，并嘱患者做深呼吸；胃管插入不畅时，可用手电筒及压舌板检查患者的口咽部，观察胃管是否盘绕在口咽部；若胃管误入气管，应立即拔出胃管，休息片刻后再重新插管。

6. 确认胃管是否在胃内。验证胃管在胃内的方法有：①用注射器回抽胃液，如果抽出胃液说明胃管在胃内，如果抽不出换用其他方法验证。②将胃管末端放入水中，如果无气泡冒出说明胃管在胃内；如果有气泡冒出说明胃管在气管内，应立即拔出，让患者休息片刻后再从另一侧鼻腔插入胃管。③用医用冲洗器抽吸 10ml 空气从胃管内注入，注入的同时用听诊器在胃部听诊，如果听到气过水声，说明胃管在胃内；如果没听到，应立即拔出，休息片刻再从另一侧鼻腔插入胃管。

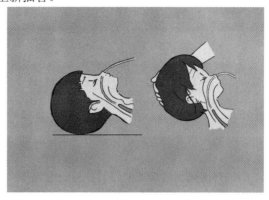

图7-2　昏迷患者插胃管

7. 确定胃管在胃内后，在鼻孔处的胃管做标记，用胶带将胃管固定在鼻翼及颊部。

8. 灌注鼻饲液时先注入少量温开水，再注入鼻饲液。操作中注意观察患者的反应，每次鼻饲量不超过 200ml，注毕后再注入少量温开水冲洗胃管。如需胃肠减压的患者，则鼻饲管连接胃肠减压器，引流出胃内容物。

9. 处理胃管末端时，应将胃管末端反折，用纱布包好，用橡胶圈或夹子夹紧，用别针固定于大单或者患者的衣领处。

10. 擦净患者口鼻，撤走弯盘和治疗巾，脱手套，标记置管日期、时间、置管长度，床尾悬挂防导管滑脱标识。

11. 再次核对患者身份、执行单，询问患者感受，并向患者讲解注意事项。

12. 协助患者取舒适卧位，整理床单位；整理用物，将医疗垃圾分类放置于垃圾桶内。

13. 洗手，记录留置胃管的时间并签名。

五、并发症及处理

（一）误入气管

多见于不配合或不能配合的患者，多数患者有明显的咳嗽反射，可及时发现。少数患者对刺激反应较弱，如无明显的发绀则更不容易发现，有引起窒息和肺部感染的危险。

（二）胃食管反流和误吸

长时间留置胃管可导致食管下段括约肌松弛，引起泛酸、反流。由于昏迷和颅脑损伤的患者多为仰卧位，不能吞咽唾液分泌物，容易将反流的胃内容物误吸入呼吸道，引起肺部感染。对于胃食管反流患者可抬高床头，应用抑酸及促胃动力药物治疗。对于长期卧床患者，应给予拍背排痰。发生吸入性肺炎时，可使用抗生素治疗。

（三）鼻腔出血

由于插管动作粗暴或长时间的留置胃管可引起鼻腔出血。插管时应充分润滑胃管，动作轻柔。症状较轻时可局部使用收缩血管药物，必要时可请耳鼻喉科会诊协助处理。如一侧插管阻力过大，可考虑更换对侧鼻腔插管，避免强行插入，引起鼻黏膜损伤、出血。定期观察患者鼻腔情况，如有黏膜糜烂，应及时处理。

（四）恶心、呕吐

鼻腔及咽喉部神经分支对刺激比较敏感，胃管置入时患者可发生流泪、恶心、呕吐及咳嗽等症状。当患者出现不适症状时，可给予 1%丁卡因喷雾麻醉 3～5min 后再进行置管。在拔管时速度过快、动作过猛也可引起反射性呕吐，引起患者的不适。

（五）食管糜烂

长期留置胃管的患者发生胃食管反流、胃管与食管黏膜的机械性摩擦等因素可导致食管黏膜损伤，甚至出现溃疡出血，可给予抑酸治疗，并应及时拔除胃管。

六、注 意 事 项

1. 插管时动作应轻柔，避免损伤食管黏膜，尤其是通过食管 3 个狭窄部位（环状软骨水平处、平气管分叉处、食管通过膈肌处）时。

2. 插入胃管至 14～16cm（咽喉部）时，若为清醒患者，叮嘱其做吞咽动作；若为昏迷患者，则用左手将其头部托起，使下颌靠近胸骨柄，以利插管（图 7-2）。

3. 插入胃管过程中，如果患者出现呛咳、呼吸困难、发绀等，表明胃管误入气管，应立即拔出胃管。

4. 每次鼻饲前应证实胃管在胃内且通畅，并用少量温水冲管后再进行喂食，鼻饲完毕后再次注入少量温开水，防止鼻饲液凝结。长期鼻饲者应每天进行 2 次口腔护理，并定期更换胃管，普通胃管每周更换一次，硅胶胃管每月更换一次。

5. 鼻饲液温度应保持在 38～40℃，避免过冷或过热；新鲜果汁与奶液应分别注入，预防产生凝块；药片应研碎溶解后注入。

6. 胃管置入禁忌证患者不宜进行置管。

第四节　三腔双囊管

一、目　　的

1. 对门静脉高压所致食管、胃底静脉曲张破裂出血的患者局部压迫止血。
2. 抽吸胃内容物，减轻胃扩张。

二、适应证与禁忌证

（一）适应证

1. 一般措施难以控制的食管、胃底静脉曲张破裂大出血。
2. 经输血、补液、药物治疗难以控制的出血。
3. 手术后，内镜下注射硬化剂或套扎术后再出血，一般止血治疗无效。
4. 内镜下紧急止血操作失败，或无紧急手术、内镜下行硬化剂注射或套扎术的条件。

（二）禁忌证

冠心病、高血压、心功能不全患者；病危患者、烦躁不合作患者、咽喉部肿瘤或有手术史及胸腹主动脉瘤患者。

三、操作前准备

（一）操作者准备

仪表端庄，着装整洁，洗手，戴口罩。

（二）用物准备

1. 用物包括三腔双囊管、50ml 注射器、血管钳、治疗盘、无菌巾、液体石蜡、0.5kg 重沙袋、血压计、绷带、宽胶布、无菌手套、胃肠减压器。

2. 认真检查三腔双囊管气囊有无松脱、漏气；充气后膨胀是否均匀；通向食管气囊、胃气囊和胃腔的管道是否通畅。

3. 仔细辨认管壁上 45cm、60cm、65cm 三处标记及三腔通道的外口。

（三）评估

1. 评估患者 年龄、病情、意识、鼻腔的通畅性、心理状态及合作的程度。

2. 沟通 向患者及其家属解释操作的目的、过程及操作中配合的方法；解释可能存在的风险，达成共识，并签署有创操作同意书。

3. 评估周围环境 清洁、安静，光线、温度适宜。

四、操 作 方 法

（一）核对

核对医嘱，核对患者的床号、姓名、腕带。

（二）操作

1. 有义齿者取下义齿。协助患者取平卧位、头偏向一侧或取侧位位，无法坐起者取右侧卧位；昏迷患者取去枕平卧位，头向后仰。检查有无插管禁忌。

2. 铺垫清洁治疗巾，放置弯盘，清洁鼻腔。

3. 打开无菌包。

4. 戴无菌手套先检查气囊有无漏气，抽尽双囊内气体。将三腔双囊管的前端 50～60cm 及气囊表面涂以液体石蜡，铺无菌巾，患者鼻孔润滑。

5. 从患者鼻腔插入，达咽部时叮嘱患者做吞咽动作，使三腔双囊管顺利进入 65cm 标记处。如能从胃管腔内抽出内容物，表示管端已至幽门。

6. 用注射器先向胃气囊注入空气 250～300ml（囊内压 5.33～6.67kPa），注入空气后即用血管钳将此管腔钳住，以防漏气。然后将三腔双囊管向外牵引，感觉有中等度弹性阻力时，表示胃气囊已压于胃底部，再以 0.5kg 重沙袋通过滑车固定于床角架上，做持续牵引，以达到充分压迫的目的（图 7-3）。

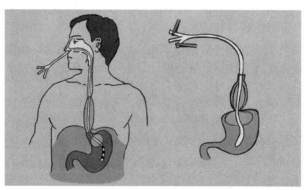

图 7-3 三腔双囊管示意图

7. 将胃管与胃肠减压器相连或 15～30min 从胃管内抽取胃内容物，以观察是否继续出血。未能止血者，再向食管气囊内注入空气 100～200ml（囊内压 4.00～5.33kPa），然后钳住此管腔，以直接压迫食管下段的扩张静脉。

8. 向食管气囊内注入 100～150ml 空气，调整气压在 4.67～6.00kPa，置于食管下段 1/3 压迫止血。

9. 每 2～3h 观察气囊内压力 1 次，如压力不足应及时注气增压。胃气囊每隔 12～24h 放气 15～30min，食管气囊每隔 8～12h 放气 30～60min，将三腔管向深处插入少许，使气囊与黏膜分离，同时口服液体石蜡 15～20ml，以防压迫过久局部黏膜缺血坏死。

10. 可自胃管进行鼻饲和有关治疗。

11. 每 8～12h 食管气囊放气并放松牵引 1 次，每次约 30min。

12. 擦净患者口鼻，撤走弯盘和治疗巾，脱手套，标记置管日期、时间、置管长度，床尾悬挂防导管滑脱标识。

13. 再次核对患者身份、执行单，询问患者感受，并向患者讲解注意事项。

14. 协助患者取舒适卧位，整理床单位；整理用物，将医疗垃圾分类放置于垃圾桶内。

15. 洗手，记录置管时间并签名。

16. 拔管

（1）出血停止后24h，先放食管气囊内气体，取下牵引沙袋，再将胃气囊放气，继续留置胃内观察24h，如仍无出血，可拔管。

（2）患者口服液体石蜡15~30ml，然后抽尽双囊内气体，缓慢地将三腔管拔除。

（3）观察囊壁，估计出血位置。

五、并发症及处理

（一）鼻出血

由于患者紧张、恐惧、不配合等原因导致插管困难；由于操作者的动作粗暴或反复插管引起鼻腔黏膜的损伤；置管前未给予充分的润滑，造成鼻黏膜的损伤。对于烦躁不能配合的患者，可适当使用镇静药；对于轻度昏迷的患者，可给予阿托品0.5mg肌内注射，恶心症状减轻后再插管，插管时动作要轻柔，尽量一次插管成功，避免多次插管。出现鼻出血者，去除出血的原因后，立即给予去甲肾上腺素冷盐水纱布块填塞压迫出血部位，必要时请耳鼻喉科会诊。

（二）食管黏膜损伤

患者在紧张、恐惧、不配合等情况下导致插管困难，强行插入损伤食管黏膜；操作者操作手法不当，反复插管引起黏膜的损伤；患者食管糜烂、出血、坏死等原因引起的损伤。对于烦躁不安不能配合的患者，可适当使用镇静药；对于轻度昏迷患者，可肌内注射阿托品0.5mg，减轻恶心后可插管，插管时动作尽量轻柔，争取一次插管成功，避免多次插管。在三腔双囊管压迫初期，持续12~24h放气1次，每次15~30min，以后每4~6h放气1次，牵引重量为0.5kg左右。

（三）食管狭窄

由于食管静脉曲张破裂大出血使患者高度紧张，加之呕吐、呃逆，食管常处于逆蠕动或痉挛状态；置管深度不够、牵引力度过大使胃气囊退缩；患者吞咽困难进行性加重。置管前做好患者的心理护理，讲清置管的治疗意义，使患者主动配合。出现食管狭窄后，及时行食管碘油、钡餐造影检查，排除食管气管瘘及恶性肿瘤；对单纯性食管狭窄，可在胃镜下行气囊或探条扩张、激光、支架置入等治疗。

（四）食管穿孔

患者不配合或置管者操作不当，三腔双囊管破裂刺破食管导致食管穿孔；三腔双囊管压迫时间过长，造成食管黏膜缺血、坏死、穿孔。操作时要做好患者工作，配合插管，操作者动作要轻柔；在三腔双囊管压迫初期，持续12~24h放气1次，每次15~30min，以后每4~6h放气1次，牵引重量为0.5kg左右。

（五）呼吸困难或窒息

如果插管深度不够出现呼吸困难，立即进行气囊放气；遇到口腔分泌物过多引起呼吸困难时，立即将患者头偏向一侧，清除口腔内分泌物，刺激咽喉部，使患者恶心呕吐，恢复呼吸道通畅，并给予氧气吸入。

（六）吸入性肺炎

插管时误入气管引起，尤其是昏迷患者更易发生。留置管期间患者从口腔进水及食物导致反流误吸。改进插入三腔双囊管的方法，可以用传统法插管，也可以用剪刀剪去胃管前端盲端及有侧孔部分，按常规法插入胃管在胃内后，将不锈钢导丝涂上液体石蜡，经胃管插入胃内；置管后告知患者禁饮食，并讲解禁饮食的重要性；操作时误入气管引起咳嗽，应立即停止插管，待呼吸平稳后重新插管；已发生吸入性肺炎者，应留取合格的痰标本做细菌培养，根据病情对患者进行治疗，严密观察病情。

（七）心律失常

置管时，胃气囊嵌顿在贲门或食管下段，通过迷走反射引起心律失常。胃气囊漏气或充气不足，三腔双囊管向外滑出，进入食管下段挤压心脏引起心律失常。在置管时要使气囊完全通过贲门，以免胃气囊嵌顿在贲门或食管下段；置管时要做好标记，以了解导管是否向外滑出，并定期测压了解有无气体外漏；置管时患者出现胸骨后不适、恶心或频繁期前收缩等症状时，立即调整管的位置，必要时重新置管。出现心搏骤停时，立即剪断三腔双囊管放出气体，开放气道，必要时实施人工呼吸和心脏按压。

（八）拔管后出血

由于三腔双囊管的压迫，导致食管及胃底黏膜缺血性损伤，造成黏膜糜烂，加之胃液的食管反流，损伤食管黏膜引起拔管后再出血。留置三腔双囊管的时间尽量不超过72h，拔管动作要轻柔、敏捷；如遇有拔管困难，应仔细查找原因，做相应的处理，切忌强行拔管。

（九）拔管困难

三腔双囊管是塑料制品，易老化，由于反复夹管会使气囊内通道内壁粘连，气体流出受阻，引起拔管困难。胃内食物残渣、血凝块、坏死组织、分泌物形成的栓子阻塞，引起拔管困难。拔管时患者精神高度紧张，情绪反应强烈，导致胃肠运动抑制，食管及膈肌紧张甚至痉挛，造成拔管困难。插管时要做好患者的心理工作，配合插管；气囊注气前向各腔内注入少许液体石蜡，防止管腔内有小粘连；如果管腔堵塞，囊内气体不能抽出，造成不能拔管，可经内镜活检刺破气囊，放出气体，顺利拔管。如上述方法均无效时，可考虑开腹手术取管。

第五节 氧气疗法

氧气疗法是指通过给氧，提高动脉血氧分压和动脉血氧饱和度，增加动脉血氧含量，纠正各种原因造成的缺氧状态，促进组织的新陈代谢，维持机体生命活动的一种治疗方法。

一、目 的

通过给氧，提高动脉血氧分压和动脉血氧饱和度，增加动脉血氧含量，纠正各种原因造成的缺氧状态。促进组织的新陈代谢，维持机体生命活动。

二、适 应 证

1. 重大手术麻醉。
2. 各型呼吸衰竭、慢性肺部疾病、肺泡气体交换不足、低氧血症。
3. 血管疾病、心血管代偿不全，如心搏骤停及复苏后、心肌梗死。
4. 各种原因导致的休克。
5. 血氧运输功能障碍、血液成分及血液化学成分明显改变、严重贫血、血红蛋白异常。
6. 某些药物中毒，如吗啡、麻醉药。
7. 严重酸碱中毒、氰化物中毒、一氧化碳中毒等。
8. 其他原因导致的缺氧情况。

三、操作前准备

（一）操作者准备

仪表端庄，着装整洁；洗手，戴口罩。

（二）用物准备

1. 治疗盘内 无菌棉签、加湿型吸氧管装置 1 套、小药杯内盛凉开水。

2. 治疗盘外 氧气表、弯盘、执行单、标识贴、手消毒液、医疗垃圾桶和生活垃圾桶。

（三）评估

1. 评估患者 年龄、病情、意识、心理状态及合作的程度；评估鼻腔黏膜，检查鼻腔有无分泌物堵塞及异常。

2. 沟通 自我介绍，向患者及其家属解释操作的目的、过程及操作中配合的方法；解释可能存在的风险，达成共识。

3. 评估周围环境 清洁、安静，光线、温度适宜，远离火源。

四、操 作 方 法

1. 携用物至患者床旁，核对患者信息。协助患者取舒适体位。

2. 用湿棉签清洁鼻孔，并用湿棉签擦拭气源接头内尘土。

3. 关闭流量阀，将氧气表插入设备带氧气气源接头处。

4. 检查并打开加湿型氧气管外包装，将湿化瓶连接在氧气表上，听到"咔嚓"声响，说明接头已锁住。

5. 检查一次性吸氧管密封效果及有效期，将吸氧管连接在氧气湿化瓶上。

6. 打开流量开关，遵照医嘱调节氧流量，将吸氧管鼻塞置于小药杯内湿润并测试通畅。

7. 再次核对患者身份、执行单，将鼻塞置入患者鼻腔内，将导管环绕到患者耳后向下放置并调节松紧度。

8. 将标识贴贴在氧气管上，在氧气使用记录单上记录患者信息、用氧开始时间、氧流量，并粘贴在氧气湿化瓶上（给氧过程中注意观察缺氧症状、实验室指标及氧气装置有无漏气、是否通畅，以及患者有无氧疗不良反应，有异常及时处理）。

9. 再次核对患者身份，向患者讲解注意事项。协助患者取舒适体位，整理床铺及用物。

10. 整理用品，洗手，手消毒。

五、注 意 事 项

1. 用氧前，检查氧气装置有无漏气，是否通畅。

2. 严格遵守操作规程，注意用氧安全，切实做好"四防"，即防震、防火、防热、防油。搬运氧气瓶时要避免倾倒撞击。氧气筒应放阴凉处，周围严禁烟火及易燃品，距明火至少 5m，距暖气至少 1m，以防引起燃烧。氧气表及螺旋口勿上油，也不用带油的手装卸。

3. 使用氧气时，应先调节流量后应用；停用氧气时，应先拔出导管，再关闭氧气开关；中途改变流量，先分离吸氧管与湿化瓶连接处，调节好流量再接上。以免一旦开关出错，大量氧气进入呼吸道而损伤肺部组织。

4. 常用湿化液为灭菌蒸馏水。急性肺水肿用 20%～30% 乙醇，可以降低肺泡内泡沫的表面张力，使肺泡泡沫破裂、消散，改善肺部气体交换，减轻缺氧症状。

5. 氧气筒内氧气不要一次用尽，压力表至少要保留 0.5MPa（5kg/cm^2），以免灰尘进入筒内，再充气时引起爆炸。

6. 对未用完或已用尽的氧气筒，应分别悬挂"满"或"空"的标志，以便于及时调换、搬运提高抢救速度。

7. 用氧过程中，应加强监测。

六、并发症与处理

吸氧浓度超过 60%，持续时间超过 24h，可出现并发症，常见的有以下几种。

（一）氧中毒

患者表现为胸骨下不适、疼痛、灼热感，继而出现呼吸增快、恶心、呕吐、烦躁、断续的干咳。氧中毒的特点是肺实质的改变。预防措施是避免长时间、高浓度氧疗，经常做血气分析，动态观察氧疗的治疗效果。

（二）肺不张

患者表现为烦躁、呼吸和心率增快、血压上升，继而发生呼吸困难、发绀、昏迷。原因是吸入的高浓度氧气将肺泡内氮气置换，而氧气被肺循环血液迅速吸收，易引起吸入性肺不张。鼓励患者深呼吸、咳嗽和经常改变卧位姿势，防止分泌物阻塞，可有效预防肺不张的发生。

（三）呼吸道分泌物干燥

吸入干燥的氧气会引起呼吸道黏膜干燥，有损纤毛功能，且使分泌物变黏稠不易咳出。因此，氧气一定要先湿化再吸入，并定期做雾化吸入。

（四）晶状体后纤维组织增生

表现为不可逆转的失明，仅见于新生儿，以早产儿多见。多为吸氧浓度过高、时间过长导致视网膜血管收缩、视网膜纤维化所致。因此，新生儿吸氧应控制氧浓度和吸氧时间，吸氧浓度应低于40%。

（五）呼吸抑制

见于患者 PaO_2 降低和 $PaCO_2$ 增高时。由于 II 型呼吸衰竭患者长期处于高 PaO_2 水平，呼吸的调节主要依靠缺氧对外周化学感受器的刺激来维持，呼吸中枢失去了对二氧化碳的敏感性。而吸入高浓度氧，解除了缺氧对呼吸的刺激作用，使呼吸中枢抑制加重，甚至导致呼吸停止。因此，对 II 型呼吸衰竭患者应给予低浓度、低流量（1～2L/min）持续给氧，维持 PaO_2 在 8kPa 即可。

第六节　吸　痰　术

吸痰术是指经口、鼻腔、人工气道将呼吸道的分泌物吸出，以保持呼吸道通畅，改善肺通气功能，预防吸入性肺炎、肺不张、窒息等并发症的一种方法。

吸痰的装置有中心吸引器（中心负压装置）、电动吸引器两种，它们利用负压吸引原理，连接导管吸出痰液。在紧急状态下，可用注射器吸痰和口对口吸痰。前者用 50～100ml 注射器连接导管进行抽吸；后者由操作者托起患者下颌，使其头后仰并捏住患者鼻孔，口对口吸出呼吸道分泌物，解除呼吸道梗阻症状。

一、目　的

1. 清除呼吸道分泌物，保持呼吸道通畅。
2. 促进呼吸功能，改善肺通气。
3. 预防并发症的发生。

二、适　应　证

临床上用于年老体弱、危重、昏迷、麻醉未清醒前等各种原因引起的不能有效咳嗽及排痰患者；各种原因导致的窒息患者；机械通气的患者出现痰液溢出、动脉血氧分压和血氧饱和度下降等情况时。

三、操作前准备

（一）操作者准备

仪表端庄，着装整洁；洗手，戴口罩。

（二）用物准备

1. 治疗盘内 1ml 一次性针管 1 个（已修剪）、头皮针 1 个（已修剪）、一次性吸痰包 2 个、痰盒，必要时备压舌板、开口器、舌钳等。

2. 治疗盘外 执行单、弯盘、一次性使用负压引流袋 1 个、负压表 1 个、吸引器连接管 2 根、无菌生理盐水 1 瓶、听诊器、手电筒、纸巾若干、手消毒液、医疗垃圾桶和生活垃圾桶。

（三）评估

1. 评估患者 ①评估患者的病情、意识、自行咳嗽排痰的能力、心理状态和合作程度；②口鼻腔黏膜情况，有无充血、水肿，如有义齿取下；③如有吸氧，评估患者吸氧流量；④询问患者有无咳痰、痰量、性质、颜色，有无口鼻腔疾患，是否做过口鼻腔手术；⑤听诊双肺呼吸音，观察并口述生命体征和血氧饱和度。

2. 沟通 自我介绍，向患者及其家属解释操作的目的、过程及操作中配合的方法；解释可能存在的风险，达成共识，

3. 评估周围环境 清洁、安静，光线、温度适宜。

四、操 作 方 法

1. 核对医嘱，备齐用物，携至床旁。

2. 正确连接吸引器连接管，安装并打开中心吸引装置，检查连接是否正确、紧密。检查吸引器储液瓶内消毒液是否正常（200ml）。如有吸氧，视病情在吸痰前将氧气流量调至 6～10L/min。

3. 根据患者情况及痰液黏稠度调节负压，一般成人 40.0～53.3kPa（300～400mmHg），儿童小于 40.0kPa。

4. 打开痰液盒，检查生理盐水质量、有效期，记录开启日期、时间，倒适量生理盐水；打开吸痰包外包装，右手戴手套，连接吸痰管。

5. 生理盐水试吸，检查吸痰管是否通畅及压力是否合适。

6. 再次观察生命体征和血氧饱和度，再次核对患者身份、执行单。

7. 协助患者取合适体位，将患者头部偏向操作者（气管切开者除外）。

8. 右手持吸痰管插入口咽部（10～15cm）后，左右旋转向上提拉吸痰管，每次吸痰时间小于 15s。昏迷患者可用压舌板或开口器帮助张口。吸痰过程中观察患者痰液情况（量、颜色、性质）、血氧饱和度、生命体征变化，与患者有沟通、交流。

9. 吸痰完毕，用生理盐水抽吸，脱下右手手套并将吸痰管包裹放入医疗垃圾桶内，关闭吸引装置开关。

10. 帮助患者擦净口腔周围分泌物，观察口鼻腔黏膜有无损伤。

11. 听诊双肺呼吸音，观察气道是否通畅及患者面色、呼吸、心率、血氧饱和度，如有吸氧，吸痰结束后将氧流量调至原来水平。

12. 再次核对患者身份、执行单，询问患者感受，并向患者讲解注意事项。

13. 协助患者取舒适卧位，整理床铺及用物。

14. 洗手，记录吸痰的时间及吸出痰液的颜色、性质及量，并签名。

五、注 意 事 项

1. 吸痰前，检查电动吸引器性能是否良好，连接是否正确。

2. 严格执行无菌操作，每次吸痰应更换吸痰管。

3. 每次吸痰时间<15s，以免造成缺氧。

4. 吸痰动作轻稳，防止呼吸道黏膜损伤。

5. 痰液黏稠时，可配合叩击背部、雾化吸入，提高吸痰效果。

6. 电动吸引器连续使用时间不宜过久；贮液瓶内液体达 2/3 满时，应及时倾倒，以免液体过多

吸入马达内损坏仪器。贮液瓶内应放少量消毒液，使吸出液不致黏附于瓶底，便于清洗、消毒。

7. 如果患者在吸痰时出现明显血氧饱和度下降的问题，建议吸痰前提高氧浓度。

8. 成人及儿童使用吸痰管的直径要小于气管插管直径的 50%，婴儿则要小于插管直径的 70%。

六、并发症与处理

（一）低氧血症

患者出现低氧血症时要立即停止吸痰，给予大流量的面罩吸氧，如症状不能缓解，可给予静脉注射阿托品、地塞米松等药物治疗。

（二）呼吸道黏膜的损伤

可使用过氧化氢、碳酸氢钠等进行口腔的清洗。鼻腔黏膜有损伤时可用四环素软膏进行涂抹治疗。

（三）感染

根据不同部位发生的感染，采取不同的措施。根据血培养、痰培养、药物敏感实验等结果进行治疗。

（四）心律失常

立即停止吸痰，给予吸氧或增加氧浓度缓解患者的心律失常。

（五）阻塞性肺不张

给予吸氧，对阻塞的部位进行吸引、冲洗以缓解患者肺不张、气喘的症状。

（六）高血压或低血压

应立即停止吸痰，给予吸氧对症处理。

第七节　试题精选与答案

一、选择题

1. 电动吸引器吸痰是利用（　　　）
A. 正压作用　　　　　　　　B. 负压作用　　　　　　　　C. 虹吸作用
D. 空吸作用　　　　　　　　E. 静压作用

2. 患者，女，50 岁。持续昏迷，护士观察到其痰液黏稠致呼吸困难，下列处理不妥的是（　　　）
A. 氧气吸入　　　　　　　　　　　　B. 用力叩击胸壁、脊柱，以利排痰
C. 必要时用吸引器吸痰　　　　　　　D. 帮助患者多翻身
E. 超声雾化吸入

3. 患者，女，79 岁，脑卒中。患者意识不清，为其吸痰时应注意的内容不妥的是（　　　）
A. 贮液瓶内吸出液应及时倾倒　　　　B. 检查管道连接和吸引器性能
C. 吸痰管每次吸痰后更换　　　　　　D. 每次插入吸痰时间超过 15s
E. 痰液黏稠，可配合叩击

二、简答题

吸痰的注意事项有哪些？

答案

一、选择题

1. B　2. B　3. D

二、简答题

1. 吸痰前，检查电动吸引器性能是否良好，连接是否正确。

2. 严格执行无菌操作，每次吸痰应更换吸痰管。

3. 每次吸痰时间<15s，以免造成缺氧。

4. 吸痰动作轻稳，防止呼吸道黏膜损伤。

5. 痰液黏稠时，可配合叩击背部、雾化吸入，提高吸痰效果。

6. 电动吸引器连续使用时间不宜过久；贮液瓶内液体达2/3满时，应及时倾倒，以免液体过多吸入马达内损坏仪器。贮液瓶内应放少量消毒液，使吸出液不致黏附于瓶底，便于清洗、消毒。

7. 如果患者在吸痰时，临床上有明显的血氧饱和度下降的问题，建议吸痰前提高氧浓度。

8. 建议成人及儿童使用吸痰管的直径要小于气管插管直径的50%，婴儿则要小于70%。

（裴晓彬）

第八章　创伤与急救

第一节　课程教学目标

创伤是指机械因素导致的人体组织或器官的破坏。创伤极为常见，全球每年死于创伤的人数超过 500 万。我国每年因创伤就医者约 6200 万人次，其中交通事故发生率高，多为严重创伤，致死、致残率高，多涉及青壮年，社会危害大，为伤害性死亡第一位。创伤急救的目的就是争取在最佳时机、最佳地点，因地制宜、就地取材，尽可能地去救护伤员，降低死亡率，减少致残率。

一、知 识 目 标

1. 能够详述创伤的定义。
2. 能够列举出血的性质、分类和出血常用的处理方法。
3. 能够列举常用的包扎方法及其适应证。
4. 能够列举骨折常用的固定方法及其适应证。
5. 能够列举伤员搬运的常用方法及其适应证。
6. 能够详述心肺复苏操作细节。
7. 能够列举简易呼吸器的操作方法及适应证。
8. 能够列举气管切开术、气管插管术（经口）、环甲膜穿刺的操作方法及适应证。

二、能 力 目 标

1. 能够甄别不同性质出血，可熟练运用常见的出血处理方法对出血部位迅速实施有效的止血。
2. 能够熟练运用常用的包扎方法，对受伤部位进行有效的包扎。
3. 能够熟练运用骨折常用的固定方法，对伤处进行有效固定。
4. 能够熟练运用常用的搬运方法，迅速安全地转移患者。
5. 能够熟练运用心肺复苏。
6. 能够熟练运用简易呼吸器。
7. 在指导下能够掌握气管切开术、（经口）气管插管术、环甲膜穿刺。

三、素质（德育）目标

正确认识现场救护的重要性和对自身生活的意义，培养学生的爱心、责任心，树立爱伤观念。在进行操作时，可以设身处地为患者着想，精细操作、体贴关怀。

第二节　应 急 止 血

人体受到创伤后都可能导致不同程度的出血。正常人血液总量占体重的 7%～8%，当失血量大于总血量的 20% 时，伤者会出现面色苍白、意识淡漠、肢体厥冷、血压下降等症状，有进入失血性休克的危险；当失血超过总血量的 30% 时，尤其是急性大失血时，如未得到积极有效的急救，伤者就可能面临死亡的威胁。

按部位出血可分为：①动脉出血：动脉血氧含量较高，因此血液呈鲜红色。动脉血管内压力较高，所以出血时呈喷射状、搏动性，可在短时内造成大量失血，危险性大。②静脉出血：静脉血氧含量相对较低呈暗红色。出血呈涌出状，但流速较慢。大静脉出血常受呼吸运动的影响，吸气时流出较缓，呼气时流出较快。③毛细血管出血：血色鲜红，血液"水珠样"从创面渗出或者流出，出血缓慢，出血量较少，压迫后可凝固止血。

一、止血的目的

1. 对出血部位迅速实施有效的止血。

2. 减少血容量的丢失。

3. 预防失血性休克发生。

二、止血的适应证和禁忌证

（一）指压止血法

主要用于四肢及面部动脉或者大的静脉出血。

（二）加压包扎止血法

适用于全身各部位小动脉或者静脉，以及毛细血管的出血。

（三）止血带止血法

一般用于四肢有大血管损伤时。血管闭塞性脉管炎与动脉硬化患者，除已决定做截肢者外，禁用止血带。

三、操作前准备

（一）准备用物

1. 制式材料　纱布、棉垫、绷带、三角巾、橡胶止血带、卡扣止血带等。

2. 就近方便材料　毛巾、布条、围巾、纱巾、领带等。

3. 止血药物　凝血酶、去甲肾上腺素等。

（二）评估

1. 评估患者的年龄、病情、意识状态、心理状态和合作程度；询问患者受伤经历。查体：迅速检查患者生命体征、伤口情况及失血情况。根据患者情况采取适当的止血措施。

2. 告知患者即将采取的止血方法，缓解其紧张、恐惧的情绪，配合操作。

3. 救助者根据现场条件清洁双手，最好可以手消毒。

4. 评估环境安全。

四、操　作　方　法

（一）指压止血法

指压止血法是医师用手指、手掌或拳头压迫伤口出血处或出血区域上级动脉，以达到临时性控制出血。指压法是常用的处理现场外伤出血的止血技能，适用于头、面、颈部及四肢动脉出血的急救。缺点是只能短时间内控制出血，须及时采用其他止血方法替代。指压止血法又分为直接压迫法和间接压迫法：直接指压法是直接压迫出血伤口，适用于静脉和毛细血管出血；间接指压法是通过压迫出血区域上级动脉，阻断血流达到止血目的，适用于动脉出血。

1. 一侧头顶、额部出血

（1）止血方法：指压出血部位同侧颞浅动脉。

（2）指压点：伤侧外耳门上方，颧弓根部。

（3）操作方法：协助患者取坐位，操作者站在患者伤侧。一手固定伤员头部，用另一手拇指轻触伤侧耳屏上方约 1.5cm 的凹陷处，可感觉到的颞动脉搏动；拇指垂直压迫颞动脉，其余四指同时托住下颌（图 8-1）。观察出血情况是否改善，对症处理。

2. 颜面部出血

（1）止血方法：指压面动脉。

（2）指压点：出血同侧下颌骨下缘，下颌角前约 1cm 的凹陷处。

（3）操作方法：协助患者取坐位，操作者站在患者伤侧。一手固定伤员头部，另一只手的拇指和示指或拇指和中指轻触双侧下颌角前约 1cm 的凹陷处，可感觉到面动脉搏动；将两侧面动脉压向下颌骨面，阻断面动脉血流（图 8-2）。因为面动脉在颜面部有许多小支相互吻合，所以必须同时压迫双侧面动脉。观察出血情况是否改善，对症处理。

3. 一侧头面部出血

（1）止血方法：指压同侧颈总动脉。

（2）指压点：气管与同侧胸锁乳突肌之间，甲状软骨下方外侧。

（3）操作方法：协助患者取坐位，操作者站在患者伤侧。在甲状软骨下方外侧一横指处，即环状软骨外侧与胸锁乳突肌前缘之间的沟内可感受到颈动脉的搏动；用拇指垂直将颈总动脉压迫在第 6 颈椎横突上，其余四指固定在伤员的颈后部（图 8-3）。此法仅可用于压迫其他部位无效时，注意不能同时压迫两侧颈动脉，以免造成脑缺血坏死，且按压时间不能过长，以免引起颈动脉化学感受器反应而出现生命危险。按压 5～8min 要放松 1～2min。观察出血情况是否改善，对症处理。

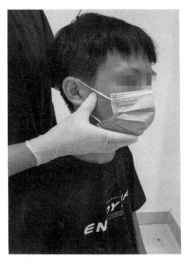 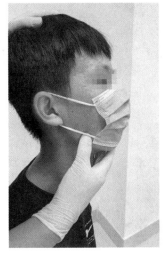 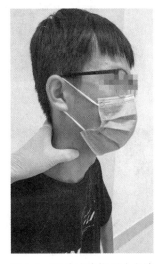

图 8-1　颞浅动脉指压止血法　　图 8-2　面动脉指压止血法　　图 8-3　颈总动脉指压止血法

4. 上肢出血

（1）止血方法：指压伤肢肱动脉。

（2）指压点：上臂内侧肱二头肌内侧沟。

（3）操作方法：协助患者取坐位，操作者站在患者伤侧。一手握住伤员伤肢的腕部，将上肢外展、外旋，并屈肘抬高上肢；另一手拇指在上臂肱二头肌内侧沟可感觉到肱动脉搏动。拇指向肱骨方向垂直压迫肱动脉，其余四指托住上臂（图 8-4）。观察出血情况是否改善，对症处理。

5. 手掌出血

（1）止血方法：指压尺、桡动脉。

（2）指压点：手腕横纹稍上处内外两侧。

（3）操作方法：协助患者取坐位，操作者站在患者伤侧。将患者上肢上举高于心脏水平，用拇指和示指分别于伤侧手腕两侧寻找桡动脉和尺动脉搏动处。因为桡动脉和尺动脉在手掌部有广泛吻合支，所以必须同时压迫才能起到阻断血流的作用。用拇指和示指压迫伤侧手腕两侧的桡动脉和尺动脉搏动处（图 8-5）。观察出血情况是否改善，对症处理。

6. 手指、足趾出血

（1）止血方法：指压指动脉、趾动脉。

（2）指压点：手指（足趾）两侧。

（3）操作方法：协助患者取坐位或仰卧位，操作者站在患者伤侧。将患者上肢上举高于心脏水平（足尽量抬高，常使患者处于坐位或仰卧位），用拇指和示指分别于伤侧手指（足趾）两侧寻找指（趾）动脉搏动处；用拇指和示指压迫伤侧手指（足趾）两侧的指（趾）动脉搏动处（图 8-6）。观察出血情况是否改善，对症处理。

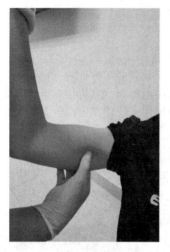 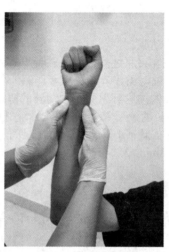 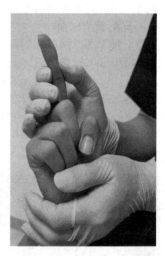

图 8-4　肱动脉指压止血法　　图 8-5　尺、桡动脉指压止血法　　图 8-6　指动脉指压止血法

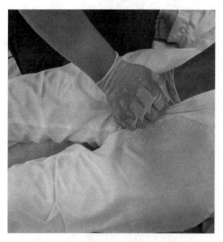

图 8-7　股动脉指压止血法

7. 下肢出血

（1）止血方法：指压股动脉。

（2）指压点：腹股沟韧带中点下方处。

（3）操作方法：协助患者取坐位或卧位，以降低下肢的血压，便于止血，操作者站在患者伤侧。用示指和中指于伤侧腹股沟韧带中点下方寻找股动脉搏动处；双手拇指、手掌、拳头用力压迫伤肢腹股沟中点稍下方的股动脉，阻断股动脉血流（图 8-7）。观察出血情况是否改善，对症处理。

8. 足部出血

（1）止血方法：指压足背动脉与胫后动脉。

（2）指压点：足背皮肤皱纹中点（足背动脉）、跟骨和内踝之间（胫后动脉）。

（3）操作方法：协助患者取坐位或仰卧位，将伤侧的足抬高，操作者站在患者伤侧。用示指和中指于足背皮肤皱纹中点、跟骨和内踝之间寻找足背动脉和胫后动脉的搏动处；

两手的拇指，分别将伤脚足背中部搏动的足背动脉压向距骨、足跟与内踝之间的胫后动脉压向跟骨（图 8-8）。观察出血情况是否改善，对症处理。

（二）加压包扎止血法

加压包扎止血法是用无菌敷料或者洁净的毛巾等覆盖伤口，然后用绷带或者三角巾等加压包扎，以达到止血的目的。适用于四肢的小动脉、静脉或毛细血管出血，是常用的止血方法。注意包扎范围应该比伤口稍大，包扎的压力应以能够控制出血而不影响损伤部位血运为度。若伤口内有碎骨时，禁用此法，以免加重损伤。包扎后应注意观察伤口敷料渗血情况及受伤部位远端肤色变化，评估止血效果和损伤部位的血运。

（三）止血带止血法

止血带止血法适用于四肢较大动脉的出血，适用于其他方法止血效果欠佳时，且使用时要特别小心避免造成肢体残疾。止血带分为橡胶制和布制两种，如果现场没有止血带时亦可用宽绷带、三角巾或其他布条等代替以备急需。

1. 橡胶止血带止血　首先在准备结扎止血带的部位加好衬垫；在距止血带离断端约 10cm 处左手拇指、示指和中指握紧止血带，手背向下放在结扎部位，右手持止血带中段绕伤肢一圈后把止血带送入左手的示指和中指之间，左手的示指与中指夹住止血带向下牵拉成为一个活结，外观呈 A 字型。

2. 布制止血带止血　在没有橡胶止血带的情况下，可将手边现成的材料，如三角巾、绷带、手绢、布条等，折叠成条带状代替止血带使用。在止血带部位用衬垫垫好后，

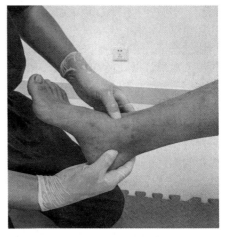

图 8-8　足背、胫后动脉指压止血法

用止血带缠绕，然后打一个蝴蝶结，再用一短棒（如筷子、铅笔等）插入活结一侧的止血带下，顺时针绞紧至出血停止，再将短棒另一端插入蝴蝶结环内，最后将活结拉紧即可。

3. 卡扣式止血带止血　操作时，在准备结扎止血带的部位加好衬垫，将止血带缠在肢体上，一端穿进扣环，拉紧至伤口不出血，固定止血带并记录结扎止血带的时间。

五、注　意　事　项

（一）结扎位置

止血带应扎在伤口的近心端，上肢为上臂上 1/3，下肢为中、下 1/3 交界处。应注意避免在上臂中、下 1/3 部位扎止血带，以免损伤桡神经，前臂和小腿不适于扎止血带。

（二）结扎力度

扎止血带以出血停止、远端动脉搏动消失为准。

（三）结扎时间

扎好止血带后，应在明显部位注明结扎时间。为防止远端肢体缺血性坏死，一般止血带的使用时间不宜超过 2～3h，每隔 40～50min 松解一次，每次松解 1～3min，重新结扎时要比原来结扎部位稍低。

（四）解除止血带

要在输液、输血和准备好有效的止血措施后，在密切观察病情变化下放松止血带。若止血带缠扎过久，组织已发生广泛坏死时，在截肢前不宜放松止血带。

（五）保护措施

结扎止血带的部位要有衬垫，衬垫要平整，避免有皱折。严禁将电线、铁丝、绳索用作止血带。

六、并发症及处理

（一）局部压迫坏死

常见于止血带缠扎过紧或者操作时未用衬垫保护，捆扎时间过长造成局部组织坏死。要防止这种并发症的发生，操作前应注意先放置衬垫保护结扎局部组织，选用弹性较好的橡胶管止血带，松紧以出血停止为合适，1h 左右放松一次。若已造成局部坏死，应在清创处理伤口时，切除一切坏死组织。

（二）挤压综合征

常见于四肢肌肉丰富部位。因应用止血带过紧或时间过长，松开止血带后伤肢严重肿胀、张力

增高、变硬、有压痕、皮下瘀血，受压皮肤周围有水泡形成。故四肢挤压伤患者，一般不用止血带和加压绷带；若有大动脉出血，暂用止血带，时间也不得超过 1h，以防止并发症的发生。一旦发生挤压综合征，应早期切开减压，以避免肌肉缺血坏死，并通过引流防止/减轻坏死肌肉释放的有害物质侵入血液，以减轻中毒症状，有利于伤肢功能的恢复。

（三）神经麻痹

神经麻痹是止血带最常见的并发症。造成神经麻痹的因素为：①止血带的使用部位不当：如位于上臂中下段，易压迫桡神经；如位于小腿上中段，易压迫腓总神经。②橡胶管直接压在皮肤上，无衬垫保护。③不合格的止血带或弹性太差的橡胶管绑扎太紧。④绑扎时间超过 1.5h。只要应用止血带的部位正确，并尽量用气囊止血带，压力合适，时间不长，就可以防止这一并发症的发生。一旦发生轻度神经麻痹，可置患肢于功能位，加强活动，并肌内注射维生素 B_1 和维生素 B_{12}，配合局部理疗，一般 1~3 个月后神经功能可望恢复。

（四）前臂缺血性肌挛缩

常见上肢损伤出血，上臂用不合格的止血带绑扎过紧或时间过久，造成前臂肌肉缺血、坏死。为防止这一严重并发症的发生，对于应用止血带的患者，一定要明确地记录止血带的应用时间，且 1h 左右松动止血带一次。因此，应争取早期松解止血带，并注意适当伸屈关节，以改善前臂血液循环。

（五）肢体血运障碍、远端坏死

常见于原有血管疾患的患者或使用了不合格的止血带，绑扎过紧或时间过久，造成肢体血运障碍、远端坏死。为防止这类并发症的发生，应严格掌握应用止血带的适应证和禁忌证，应用合格的止血带，注意力度和应用时间，做好记录，应用时间一次不超过 1h。一旦发生肢体坏死，先密切观察、药物处理；若无好转，待坏死界线清楚后，切除坏死的肢体远端。

第三节　常用包扎方法

包扎是外伤现场应急处理的重要措施之一。及时正确地包扎，可以固定敷料和夹板，达到压迫止血、保护伤口、减少疼痛、减少感染等目的。相反，错误的包扎可造成新的伤害，导致出血增加、感染加重，甚至遗留后遗症。

一、包扎的目的

1. 保护伤口、减轻疼痛。

2. 压迫止血。

3. 减少感染。

4. 固定伤处，避免再损伤。

二、包扎的适应证和禁忌证

（一）适应证

开放性的伤口，出血较多、骨关节损伤需要固定时。

（二）禁忌证

较深或感染较重的伤口，若出血不是很多，可以将伤口暴露。

三、操作前准备

（一）准备用物

1. 制式材料　绷带、三角巾、四头带等。

2. 就近方便材料　毛巾、床单、衣服等。

（二）评估

1. 评估患者的年龄、病情、意识状态、心理状态和合作程度；询问患者受伤经历。查体：迅速检查患者生命体征、伤口情况及失血情况。根据患者情况采取适当的包扎措施。

2. 告知患者即将采取的包扎方法，缓解其紧张、恐惧的情绪，配合操作。

3. 救助者根据现场条件清洁双手，最好可以手消毒、戴手套。

4. 评估环境安全。

四、操 作 方 法

（一）三角巾包扎法

三角巾制作简单，使用方便，不仅是较好的包扎材料，还可作为固定夹板、敷料和代替止血带使用。

三角巾急救包使用方法：撕开三角巾急救包的封皮，打开三角巾，将其内的消毒敷料盖在伤口上，进行包扎；还可将三角巾叠成带状、燕尾状或连成双燕尾状和蝴蝶形等，这些形状多用于肩部、胸部、腹股沟部和臀部等处的包扎。

1. 头部包扎法

（1）头巾式包扎法：协助患者取坐位。将三角巾底边向上反折 2～3cm，将底边的中点放在患者眉间上部，顶角经头顶垂向枕后；将三角巾底边经患者左右耳上向后拉紧，在枕部交叉，压住垂下的顶角；将交叉后的三角巾底边经患者左右耳上向前绕到额部拉紧打结；将顶角向上反掖在底边内或用安全针或胶布固定（图8-9）。观察患者情况是否改善，对症处理。

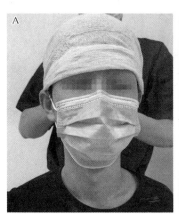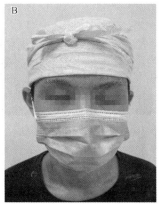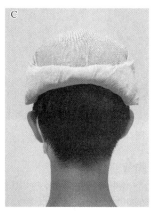

图 8-9　头巾式包扎法

A. 三角巾底边向后拉紧在枕部交叉；B. 交叉后底边向前绕到额部拉紧打结；C. 顶角向上反掖在底边内

（2）头顶下颌包扎法：协助患者取坐位。将三角巾底边向上反折 2～3cm，将底边的中点放在患者眉间上部，顶角经头顶垂向枕后；将三角巾底边经患者左右耳上向后拉紧，在枕部交叉，压住垂下的顶角；将交叉后的三角巾底边经患者左右耳垂下方向前牵拉，包绕下颌后再次交叉，分别经两耳前上提到头顶打结；将顶角反折到头顶部，与两底角相遇拉紧打结固定。观察患者情况是否改善，对症处理。

2. 面部包扎法

（1）单侧面部包扎法：协助患者取坐位，操作者站在患者伤侧。将三角巾对折双层，一手将顶角压在患者健侧眉上，另一手将底边的一半经耳上绕到头后；用底角与顶角打结；将底边的另一半反折向下包盖面部，并绕额下用底角与顶角在耳上打结；将顶角反折到头顶部，与两底角相遇拉紧打结固定。观察患者情况是否改善，对症处理。

（2）面具式包扎法：用于广泛的面部损伤或烧伤。协助患者取坐体位，操作者站在患者身侧。将三角巾的顶部打结后套在下颌部，三角巾罩住面部及头部拉到枕后；将三角巾底边两端交叉拉紧后向前牵拉，经患者左右耳上方至额部打结；在口、鼻、眼部剪孔、开窗（图 8-10）。观察患者情况是否改善，对症处理。

3. 眼部包扎法

（1）单眼包扎法：协助患者取坐位，操作者站在患者伤侧。将三角巾折成四指宽的带状巾，斜放在伤眼上，三角巾下段较长约占全长的 2/3；将三角巾下段经枕后绕到额前压住上侧较短的一端，继续绕过额部向后绕至健侧颞部；将三角巾短段反方向环绕枕部至健侧颞部与长段打结（图 8-11）。观察患者情况是否改善，对症处理。

（2）双眼包扎法：协助患者取坐位，操作者站在患者身侧。将三角巾折成四指宽的带状巾，其中点部位盖在一侧伤眼上；将三角巾下段耳下绕到枕后，再经对侧耳上至眉间上方压住上端，继续绕过头部到对侧耳前；将三角巾上段反方向斜向下折，盖住另一伤眼，再绕耳下与另一端在对侧耳上或枕后打结（图 8-12）。观察患者情况是否改善，对症处理。也可用三角巾折叠成四指宽的带状巾横向绕头两周，于一侧打结；还可用带状巾作交叉法包扎双眼。

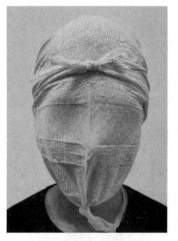 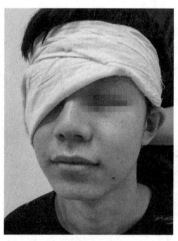 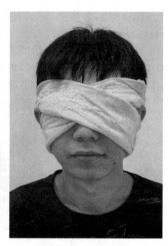

图 8-10　面具式包扎法　　　　图 8-11　单眼包扎法　　　　图 8-12　双眼包扎法

4. 胸背部包扎法

（1）一侧胸部伤包扎法：以伤在右侧胸为例。协助患者取坐位，操作者站在患者伤侧。将三角巾的顶角放在右肩上，然后把左右底角从两腋窝拉过到背后（左边要长一些）打结；把顶角拉过肩部，利用顶角或顶角小带与双底角的结系在一起打结。观察患者情况是否改善，对症处理。

（2）全胸部包扎法：协助患者取坐位，操作者站在患者伤侧。在三角巾的顶角中间直向剪开 25～30cm，分别放在颈部左右两侧；把基底的左右两角在背后打一个单结后分别上提和顶角剪开形成的两端打结。观察患者情况是否改善，对症处理。

5. 肩部包扎法

（1）肩部三角巾包扎法：协助患者取坐位，操作者站在患者伤侧。把三角巾的中央放于肩部，顶角向颈部，底边折叠二横指宽横放在上臂上部；把三角巾的两端包绕上臂后在外侧打结；把顶角拉紧经背后绕过对侧腋下拉向伤侧腋下，借助系带与两底角打结。观察患者情况是否改善，对症处理。

（2）肩部燕尾式包扎法：协助患者取坐位，操作者站在患者伤侧。将三角巾折成燕尾式放在伤侧肩部，向后的角稍大于向前的角；把三角巾的两端包绕上臂后在外侧打结；把顶角拉紧经背后绕过对侧腋下拉向伤侧腋下，借助系带与两底角打结（图 8-13）。观察患者情况是否改善，对症处理。

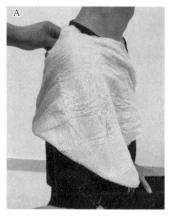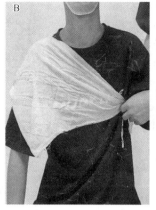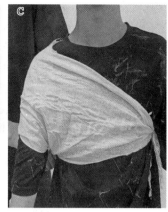

图 8-13 肩部燕尾式包扎法

A. 三角巾呈燕尾式置于伤侧肩部；B. 两端包绕上臂后在外侧打结；C. 顶角在对侧腋两底角打结

6. 腹部包扎法

（1）腹部兜式包扎法：协助患者取站立位，操作者站在患者伤侧。把三角巾横放在患者腹部，将三角巾的顶角朝下，底边置于脐部；拉紧三角巾的底角围绕腰部至腰后打结；顶角经会阴拉至臀部上方，与底角端打结（图 8-14）。观察患者情况是否改善，对症处理。

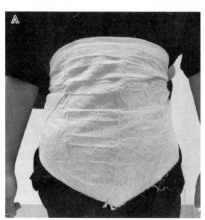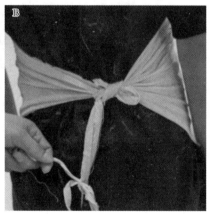

图 8-14 腹部包扎法

A. 三角巾顶角朝下横放于患者腹部，底角腰后打结；B. 顶角经会阴拉至臀部上方，与底角端打结

（2）腹部燕尾式包扎法：协助患者取站立位，操作者站在患者伤侧。将三角巾折成燕尾状，向前的角大于向后的角；将三角巾底边横放在上腹部，夹角对准大腿外侧中线，两底边于背后一侧打结；将三角巾前角围绕大腿拉于臀部下方与向后的角作结。观察患者情况是否改善，对症处理。

7.单侧臀部包扎法 协助患者取站立位，操作者站在患者伤侧。将三角巾置于大腿外侧，顶角向内对着大腿根部；将顶角系带围绕大腿根部缠扎；将下边底角反折呈燕尾式到对侧腰部与上边底角打结（图 8-15）。观察患者情况是否改善，对症处理。

8. 四肢包扎法

（1）前臂及上臂包扎法：此法用于上肢大面积损伤，如烧伤等。将三角巾一底角打结后套在伤手上，结留端尾稍长些备用；另一底角沿手臂后侧拉到对侧肩上，三角巾顶角包裹伤肢，使受伤的前臂曲至胸前，拉紧两底角打结，悬吊、固定伤肢。

（2）手部包扎法：将伤手平放在三角巾中央，手指指向顶角，底边横于腕部，把顶角回折覆盖手背，然后把左右两底角在手掌或手背交叉，向上缠绕腕部并打结（图 8-16）。

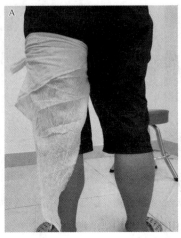
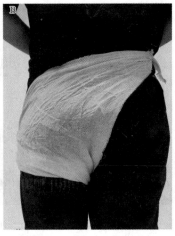

图 8-15 单侧臀部包扎法

A. 三角巾置于大腿外侧，顶角向内对着大腿根部，顶角系带围绕大腿根部缠扎；B. 下边底角反折呈燕尾式到
对侧腰部与上边底角打结

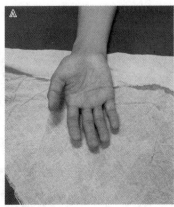
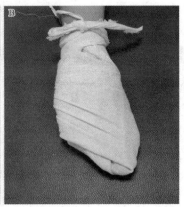

图 8-16 手部包扎法

（3）足部包扎法：将伤足平放在三角巾中央，足趾指向顶角，底边横于足腕部，把顶角回折覆盖足背，然后把左右两底角在足背交叉，向上缠绕足踝部并打结。

（4）膝部包扎法：根据伤情把三角巾折叠成适当宽度的带状巾，将带的中段斜放在伤部，然后将三角巾两端分别压住上下两边，包绕一周在膝后打结（图 8-17）。

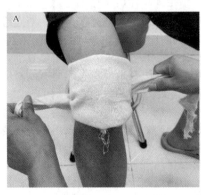
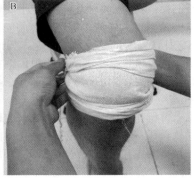

图 8-17 膝部包扎法

9. 三角巾悬臂带法

（1）大悬臂带法：将前臂屈曲用三角巾悬吊于胸前，叫悬臂带，用于手腕、手臂、前臂损伤和骨折。具体操作方法如下：将三角巾放于健侧胸部，底边和躯干平行，上端越过健侧肩部，顶角对着伤臂的肘部，伤臂弯成80°～85°放在三角巾中部，下端绕过伤臂反折越过伤侧肩部，两端在颈后或侧方打结，再将顶角折回，用别针固定（图8-18）。

（2）小悬臂带法：将三角巾折叠成带状，中央放在伤侧前臂的下1/3处，两端在颈后作结，将伤肢屈曲成30°，悬吊于胸前（图8-19），不要托肘部。适用于肩关节损伤、锁骨和肱骨骨折等。

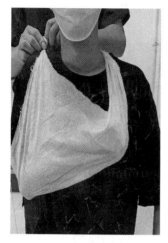
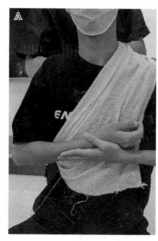
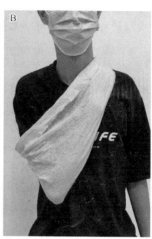

图8-18　大悬臂带法　　　　　　　图8-19　小悬臂带法

A. 三角巾折叠成带状，两端在颈后打结；B. 伤肢屈曲30°，悬吊于胸前

（二）绷带包扎法

绷带适用于头颈及四肢的包扎，可随部位的不同变换不同的包扎方法。使用适当的拉力，将保护伤口的敷料固定，达到加压止血的目的。因此，绷带有保护伤口、压迫止血、固定敷料和夹板的功能。

（1）环绕包扎法（也叫环形带）：把绷带作环形重叠的缠绕，各种不同的绷带包扎方法的开始和结束都用这种方法。要使绷带牢固，环行包扎的第一圈可以稍斜缠绕，第二、三圈用环行，把露出的绷带一角反折压住，以防绷带滑脱（图8-20）。

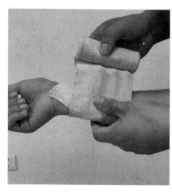
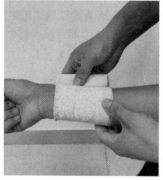
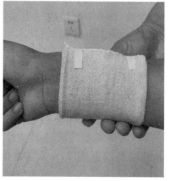

图8-20　环绕包扎法（左至右过程）

（2）螺旋包扎法：绷带环形缠绕两到三圈后螺旋形向上缠绕，每圈盖住前圈的1/3～2/3，用在周径差不多的部位（图8-21）。

（3）螺旋反折包扎法：先做螺旋状缠绕，待到渐粗的地方就每圈把绷带反折一下，盖住前圈的

1/3～2/3，由下而上缠绕用于四肢包扎，并把反折排在一条线上，呈人字形（图8-22）。

（4）"8"字包扎法：用于肩、肘、腕、踝、等关节部位的包扎和固定锁骨骨折。先在关节中部环形包扎两卷，绷带先绕至关节上方，再经屈侧绕到关节下方，过肢体背侧绕至肢体屈侧后再绕到关节上方，如此反复，呈"8"字连续在关节上下包扎，每卷与前一卷重叠2/3，最后在关节上方环形包扎两卷，胶布固定（图8-23）。

（5）回返式包扎法：适用于没有顶端的部位，如指端、头部或截肢残端。先将绷带以环形法缠绕数圈，由助手在后部将绷带固定，绷带反折后由后部经肢体顶端或截肢残端向前，也可由助手在前部将绷带固定，再反折向后，如此反复包扎，每一来回均覆盖前一次的1/3～1/2，直到包住整个伤处顶端，最后将绷带再环绕数圈把反折处压住固定。

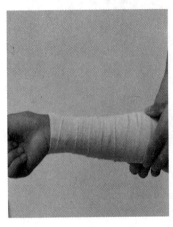

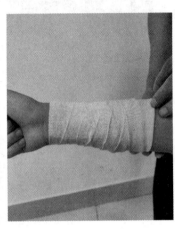

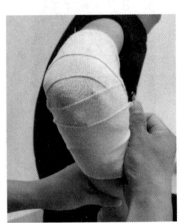

图 8-21　螺旋包扎法　　　图 8-22　螺旋反折包扎法　　　图 8-23　"8"字包扎法

（三）腹部内脏脱出的包扎方法

当腹部伤腹腔内的器官（如结肠、小肠）脱出体外时，不能直接将其还纳回腹腔内，而要包扎后入院处理。先用大块的纱布覆盖在脱出的内脏上，再用纱布卷成保护圈，放在脱出的内脏周围，保护圈可用碗或皮带圈代替，再用绷带或者三角巾包扎。伤员取仰卧位或半卧位，下肢屈曲，尽量不要咳嗽，严禁饮水、进食。

（四）异物刺入体内的包扎方法

异物如刀、匕首、钢筋、铁棍等刺入体内后，为预防这些异物可能刺中重要器官或血管，切忌盲目拔出异物，以避免造成二次损伤，需包扎后入院处理。正确的包扎方法是先将两块棉垫安放在异物显露部分的周围，避免压住伤口中的异物，尽可能使其不摇动，然后用绷带或者三角巾包扎固定，确保刺入体内的异物不会脱落。还可制作环形垫，用于包扎有异物的伤口。搬运中不可挤撞伤处。

五、注意事项

1. 包扎伤口前，如条件允许，应先简单消毒、清创并盖上消毒纱布再包扎，动作要轻柔，不要触及伤口，以免加重疼痛或导致伤口出血及污染。

2. 包扎要松紧适度，平整无褶。包扎过紧会影响局部血液循环，过松敷料易松脱或移动。

3. 包扎时注意患者保持舒适体位，包扎的肢体必须保持其功能位。在皮肤皱褶处，如腋下、乳下、腹股沟等，应用棉垫或纱布衬隔，骨隆突处也用棉垫保护。需要抬高肢体时，应给予适当的扶托物。

4. 包扎方向应从远心端向近心端包扎，以帮助静脉回流。四肢包扎时应将指（趾）端外露，以便观察血液循环。

5. 固定时结应打在患部的对侧，避免在伤口、骨隆突处或易于受压部位打结。

六、并发症及处理

局部包扎太紧，尤其是肢体末端，会导致血液循环障碍，可出现肢体肿胀、发绀、苍白、麻木等表现。一旦发现应立即拆除包扎，抬高患肢并适度活动，改善局部血液循环，防止缺血性坏死。

第四节　骨折现场固定术

骨的完整性和连续性中断称为骨折。大多数骨折由创伤引起，称为创伤性骨折。骨折的急救是在骨折发生后的即时处理，处理不当不仅会增加患者的痛苦，骨折断端还有损伤周围血管、神经等重要组织、器官的可能，甚至造成残疾。骨折固定是创伤急救的一项基本技术，正确的固定也是搬运的基础。小夹板外固定术的原理是通过扎带或绷带约束夹板，通过压垫材料增强挤压作用，达到固定骨折断端的目的。

一、骨折固定的目的

1. 制动，减少伤病员的疼痛。
2. 避免损伤周围组织、血管和神经。
3. 减少出血和肿胀。
4. 防止闭合性骨折转化为开放性骨折。
5. 便于搬运伤员。

二、骨折固定的适应证和禁忌证

（一）适应证

小夹板外固定技术适用于肱骨、尺桡骨、胫腓骨的闭合性骨折。

（二）禁忌证

股骨干骨折或者伤肢肥胖皮下脂肪过多者、不能按时观察者、局部肿胀严重并已有血液循环障碍者，不可使用小夹板外固定。

三、操作前准备

（一）准备用物

根据病情需准备相关材料，如剪刀；制式夹板或者3~4mm厚度、四边刨光、棱角修圆木板、竹板等做成的小夹板；敷料，如棉花、纱布、毛巾等夹板衬垫；绷带、三角巾、布条、绳子等固定材料。

（二）评估

1. 评估患者的年龄、病情、意识状态、心理状态和合作程度；询问患者受伤经历。查体：迅速检查患者生命体征、伤口情况及失血情况。根据患者情况采取适当的止血措施。
2. 告知患者即将采取的固定方法，缓解其紧张、恐惧的情绪，配合操作。
3. 操作者根据现场条件清洁双手，最好可以手消毒。
4. 评估环境安全。

四、操作方法

1. 协助患者取坐位或者卧位，操作者站在患者伤侧。
2. 骨折复位后，将伤肢置于功能位，从肢体远端向近端用纱套或缠绕绷带1~2层做内衬保护皮肤，并于加压点放置大小合适的棉垫或者纸垫，胶布固定。

3. 根据伤肢选用合适型号的小夹板，一般不超过关节，宽度约为肢体周径的 4/5，按前、后、内、外侧的顺序放置夹板，助手扶托稳固后，操作者用布带包扎固定。

4. 首先用布带捆扎固定骨折部位，然后向两端等距离捆扎，松紧度以布带能横向上下移动各1cm为准。

五、注 意 事 项

1. 开放性骨折应先止血、包扎，然后再进行固定，夹板和其他固定材料与皮肤、关节、骨突处接触部位需加衬垫。骨折断端暴露者，不可将其直接送回伤口内。

2. 固定时先固定骨折的上端，再固定骨折的下端。打结时自上而下打在夹板一侧或健侧的肢体上，不可在骨折处打结或加压包扎。

3. 将肢体置于功能位进行固定，同时注意暴露肢体末端以便观察血运及皮肤感觉。

4. 在伤肢固定后 1～3 天内要特别注意观察伤肢末梢血液循环及感觉情况，并随时酌情调整布带的松紧度；每周调整 1～2 次，直到骨折愈合，以避免皮肤衬垫和骨骼隆突部位受压而导致压疮，避免发生缺血性肌挛缩。

5. 在小夹板固定治疗期间，注意抬高伤肢以减轻肢体水肿。多数夹板固定骨折一般不包括骨折邻近关节，以便于早期功能锻炼，防止关节僵硬。

六、并发症及其处理

（一）皮肤压疮

表现为患处的剧烈疼痛和肢体远端的血液循环障碍。多因包扎过紧影响局部血液循环导致肢体肿胀后出现，多发生于骨骼隆突部位。在固定后应密切观察，特别是意识不清的伤者。注意及时调整固定带松紧度，在骨骼隆突部位增加衬垫，以避免压疮的发生。

（二）骨筋膜室综合征

骨筋膜室综合征可有"5P"，即苍白（pallor）、感觉异常（paresthesia）、无脉（pulseless）、麻痹（paralysis）以及拉伸骨筋膜室时产生的疼痛（pain）。疼痛往往出现在早期，是几乎所有患者都会产生的症状。对于这种疼痛的描述往往是一种深在的、持续的、不能准确定位的疼痛，有时候与损伤程度不成比例；疼痛在拉伸骨筋膜室内的肌肉群时加重。感觉异常（如针刺感）也是常见的典型症状，是皮神经受累及的表现。骨筋膜室综合征是由于骨折后局部肿胀、小夹板固定过紧，导致筋膜间室压力增高导致。因此，夹板固定后应密切观察伤肢，如发现异常疼痛和肢体循环障碍者应及时松解固定带，避免骨筋膜室综合征的发生。如果骨筋膜室综合征已经确诊，应及时手术切开减压。

（三）缺血性肌挛缩

早期主要为"5P"的临床表现，晚期形成典型的爪状畸形。缺血性肌挛缩是骨筋膜室综合征导致的严重后果。治疗重点在于预防骨筋膜室综合征的发生。对于已经发生缺血性肌挛缩的患者，手术松解及功能重建只是补救措施，患者终究会遗留不同程度的残疾。

第五节　搬　　运

伤员经过现场急救处理后，重伤员和危重伤员需要护送到医院进一步救治。如果运送途中处理不当，可能造成组织、器官的损伤，甚至造成终身残疾或死亡。因此，要根据伤情灵活地选用不同的搬运工具和搬运方法，动作要轻柔、稳定而迅速，避免震动，尽量减少伤员痛苦，并争取在短时间内将伤员送往医院进行抢救治疗。现场常用的搬运方法有担架搬运法、单人或双人徒手搬运法等。

一、总 则

（一）搬运的目的

1. 使患者脱离危险地区，避免患者受到二次伤害。

2. 迅速送至医疗机构以便进一步救治。

（二）搬运的适应证

各种致伤因素导致身体损伤不能自行就医的伤患。

（三）操作前准备

1. 准备用物 木棍、绳子、毯子、木板、担架脊柱板等。

2. 评估

（1）评估患者：年龄、病情、意识状态、心理状态和合作程度。询问患者受伤经历。查体：迅速检查患者生命体征，伤口情况及失血情况。

（2）与患者沟通：安抚患者，稳定患者情绪，简要说明急救目的；缓解其紧张、恐惧的情绪，配合操作。

（3）评估环境安全。

二、担架搬运法

适用于伤势较重、不宜徒手搬运且转运距离较远的伤员。搬运伤员的担架可以使用专门医用担架，也可以就地取材，如用木板、衣服、毯子、木棍等进行绑扎成一个简易的担架。

搬运时救护员站到伤员的一侧，一名救护员抱住伤员的颈部及背部，另一名救护员抱住伤员的臀部及大腿，平稳地把伤员托起，轻轻放在担架上。担架搬运时伤员头部在后面，以便后面的救护员随时观察伤情的变化。抬担架时应尽量保持担架水平位置，行动轻、稳、快。

三、单人徒手搬运法

单人搬运法适用于伤势比较轻的伤员，采取背负法、抱持法或扶持法等搬运方法（图8-24）。

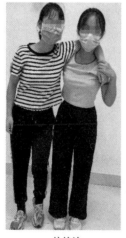 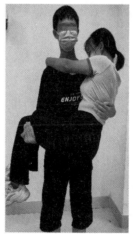 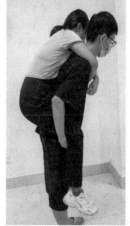

扶持法　　　　　　　　抱持法　　　　　　　　背负法

图8-24 单人徒手搬运法

（一）扶持法

此法适用于伤病较轻、不能行走的伤员，如头部外伤、锁骨骨折、上肢骨折、胸部骨折、头昏等伤员。扶持时救护员站在伤员的一侧，将其臂放在自己肩、颈部；救护员一手拉其手腕，另一手扶住伤员腰部行走。

（二）抱持法

适用于不能行走的伤员，如较重的头、胸、腹及下肢伤，或昏迷的伤员。救护员蹲于一侧，一手托伤员背部，一手托大腿，轻轻抱起伤员，伤员可用手扶住救护员的颈部（神智清者）。

（三）背负法

救护员蹲在伤员前面，呈同一方向，微弯背部，将伤员背起。胸、腹受伤的伤员不宜采用此法。如伤员卧于地上，不能站立，则救护员和伤员同方向侧躺，一手反向紧握伤员肩部，另一手抱腿用力翻身，慢慢站起来。

（四）拖拉法

用于一个人在房屋垮塌、火灾现场或其他不便于直接抱、扶、背的急救现场，不论神志清醒与否均可使用。救护员站在伤员背后，两手从其腋下伸到胸前，先将其双手交叉，再用握紧其双手，使伤员背部紧靠在救护员的胸前，慢慢向后退着走到安全的地方。

四、多人徒手搬运法

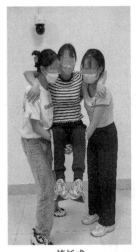
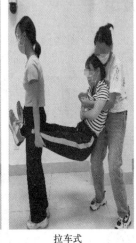

椅托式　　　　　　拉车式

图 8-25　双人徒手搬运法

双人搬运可有人搬托双下肢、有人搬托腰部。在不影响病情的情况下，还可用椅托式、拉车式和平拖式（图 8-25）。

（一）椅托式

两名救护员在伤员两侧对立，各以右和左膝跪地，并以一手伸入伤员大腿之下互相握紧，另一手交替扶住伤员背部，抬起伤员。

（二）拉车式

两名救护员一个站在伤员身后，两手从腋下将其抱在胸前，随后另一个人先跨在伤员两腿中间，用双手抓住其两膝关节，慢慢将伤员抬起。

（三）平拖式

两名救护员站在伤员同侧，一个人用手臂抱住伤员肩部、腰部，另一个人用手抱住伤员臀部，齐步平行走。

五、脊柱损伤的搬运

脊柱损伤后常见的并发症是脊髓神经损伤。因此，脊柱骨折的伤员搬运时需要特别小心，避免加重脊柱损伤，从而造成脊髓的再次损伤。搬运时一定要使用木板担架抬运伤员（图 8-26）。

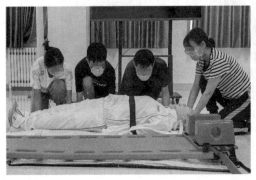
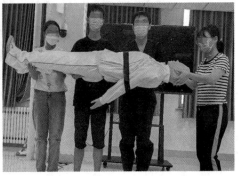

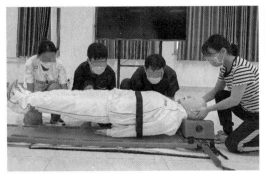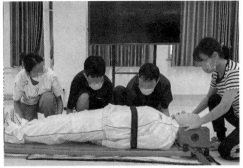

图 8-26　脊柱损伤的搬运

（一）操作前准备

1. 准备用物　包括脊柱板、硬担架或木板。

2. 评估

（1）评估伤员的年龄、病情、意识状态、心理状态和合作程度；询问伤员受伤经历。查体：迅速检查伤员生命体征、伤口情况及失血情况。

（2）与伤员沟通。安抚伤员，稳定其情绪，简要说明急救目的，缓解其紧张、恐惧的情绪，配合操作。

（3）评估环境安全。

（二）操作方法

1. 搬运过程中须时刻注意保持伤员处于脊柱伸直位，严禁弯曲或扭转。

2. 先使伤员双下肢伸直、靠拢，双上肢伸直贴于身侧。

3. 将木板或硬担架放在伤员一侧，3 人于对侧跪下，分别于伤员的肩背部、腰臀部、膝踝部下方插入手臂，同时抬起伤员，换单腿起立、搬运、换单腿跪下、换双腿，同时施以平托法将伤员放于硬质担架上。整个过程动作要协调统一、轻柔稳妥，保证伤员躯体平起平落，防止躯干扭曲。

4. 协助伤员在担架上躺好，在伤处垫上薄垫或者衣物，使此处脊柱稍向上突，然后用 4 条带子于伤员的胸与肱骨水平、前臂与腰水平、大腿水平、小腿水平把伤员固定在木板或硬质担架上，使伤员不能左右转动。

5. 对颈椎损伤的伤员，应固定其颈部。搬运时，要有专人扶托头部，沿身体纵轴略加用力向外牵引，使其与躯干轴线一致，防止摆动和扭转，搬运中严禁随意强行搬动头部。伤员躺到担架上后，用沙袋或折好的衣物放在颈部两侧加以固定。

六、注意事项

1. 在没查清伤情之前，绝不可乱动伤员。现场救援者首先需要做的是观察伤情，如果怀疑伤员的头、胸、脊柱、骨盆等重要部位受创，绝不可以随便变动体位。

2. 凡怀疑有头、颈、脊椎外伤者，应尽量使伤员在原地不动，等待救护人员。必须搬动伤员时，应使其脊柱处于牵拉取直状态，这样即使有椎骨骨折，也不会再挫伤椎管内的脊髓神经。

3. 凡怀疑有脊柱损伤者，翻身时一定要头、颈、躯干、下肢上下一致同轴翻转，绝不可"扭麻花"式地翻身。所以给伤员翻身时要 3 人上下同时用力，让其脊柱保持在轴线位置，并同速翻转体位。

4. 凡怀疑有脊柱损伤者，搬运时必须使用硬板担架，不可使用帆布等软担架。

第六节　心肺复苏

心肺复苏（cardiopulmonary resuscitation，CPR）是针对心搏骤停患者实施的一系列急救措施，形成人工循环与人工呼吸维持患者重要脏器的灌注，以期恢复患者的自主循环、自主呼吸和自主意识。

心搏骤停是指心脏泵血功能机械活动的突然停止，造成全身血液循环中断、呼吸停止和意识丧失。心搏骤停的病因分为心源性因素（如冠心病、心肌病变、主动脉疾病等）和非心源性因素（如中毒、溺水、自缢、触电、药物过敏、各种休克、严重创伤等）。

心搏骤停后脑血流中断，10s 左右患者即可出现意识丧失；30～60s 后出现呼吸停止；4min 开始出现脑细胞水肿；6min 开始出现脑细胞死亡。

美国心脏学会（AHA）和国际复苏联盟（ILCOR）发布的心肺复苏和心血管急救指南指出，实施紧急生命支持由 5 个生存链环组成：①早期识别心搏骤停并启动应急反应系统；②尽早实施心肺复苏（CPR），强调胸外按压；③快速除颤；④有效的高级生命支持；⑤综合的心搏骤停后治疗。

成人徒手心肺复苏[基础生命支持（basic life support，BLS）]又称初步急救或现场急救，目的是在心搏骤停后，立即以徒手方法争分夺秒地进行复苏抢救，以使心搏骤停患者心、脑及全身重要器官获得最低限度的紧急供氧。

及早识别心搏骤停发作，及时实施 CPR，获得自动体外除颤器（AED）及时除颤，当地有高效、专业的急诊医疗服务体系（EMSS）是决定患者存活的关键。

一、心肺复苏的目的

1. 及时发现和识别心搏骤停患者。

2. 维持患者的循环和呼吸。

3. 恢复患者自主循环和自主呼吸。

二、心肺复苏的适应证和禁忌证

（一）适应证

各种原因导致的心搏骤停。

（二）禁忌证

1. 胸部严重损伤。

2. 心脏搏动停止时间过长。

三、操作前准备

1. 物品准备，包括心肺复苏模拟人、纱布、手电筒、手表、AED 等。

2. 确认现场环境安全。

四、操 作 方 法

（一）评估

评估病情与现场安全情况，确保现场对施救者和患者均是安全的。

（二）判断患者的反应

1. 施救者轻拍患者双肩。

2. 大声呼叫，如先生/女士，您怎么了。

3. 注意在患者两侧耳边都呼叫。

（三）启动急救医疗服务系统

1. 第一目击者发现患者无反应、无意识，首先要大声呼救，然后拨打当地急救电话（120），告知患者的数量、状况、位置，要特别说明患者有心搏骤停的可能，启动急救医疗服务系统（emergency medical service system，EMSS）后开始实施 CPR。

2. 现场有其他人在场时，立刻指定现场某人拨打急救电话，启动 EMSS，并获取 AED，自己马上开始实施 CPR。

（四）同时判断患者的呼吸和脉搏（非医务人员只判断呼吸即可）

1. 判断呼吸 松解患者上衣，观察患者胸廓有无起伏；听有无呼吸音，感觉鼻、口部有无气流。如患者呼吸出现异常（停止、濒死叹气样呼吸或喘息），即可认定出现心搏骤停。

2. 判断大动脉搏动 判断患者呼吸状况的同时，施救者需检查患者大动脉搏动情况，一般选择抢救侧的颈动脉。施救者示指、中指并拢于喉结外侧 1.5～2.0cm 处或胸锁乳突肌前缘中点位置即可触及颈动脉。

3. 判断时间 判断呼吸、脉搏的时间限定在 5～10s。

（五）有效的胸外按压

1. 患者体位准备 呼救同时，迅速将患者置于硬质平面上，呈仰卧位，身体平直无扭曲。松解患者上衣及腰带。

2. 施救者 双腿打开与肩同宽，跪于患者右侧，双膝与患者肩、胸部齐平。

3. 按压部位 标准体型的患者，按压点位于双乳头连线中点。乳房下垂者，用一手中、示指并拢，中指沿患者一侧的肋弓下缘向上滑动至剑突，按压点位于剑突上两横指。

4. 按压手法 一只手掌根部置于按压部位，另一手掌根部叠放其上，双手手指交叉紧扣，指端翘起，以手掌根部为着力点进行按压。双臂伸直，身体稍前倾，使肩、肘、腕位于同一直线上，并与地平面垂直，以髋关节为轴，用上身重力按压。

5. 按压频率和深度 按压必须快速、有力，每次按压后要确保胸廓完全放松，放松时手掌不能离开胸壁，按压与放松时间比为 1：1。按压频率 100～120 次/分；按压深度成人 5～6cm，儿童按压深度至少为胸廓前后径的 1/3。

（六）清理、开放气道

1. 清理气道 将患者头偏向一侧，清除口鼻腔内分泌物、异物，取下松动的义齿。

2. 开放气道

（1）仰头抬颏法：施救者将一手掌的小鱼际（小拇指侧）置于患者前额，下压使其头部后仰，另一手的示指和中指置于靠近颏部的下颌骨下方，将颏部向前抬起，使下颏与耳垂连线垂直于地面，开放气道。

（2）托颌法：适用于怀疑头部或颈部损伤的患者。施救者跪于患者头顶位置，双手放置患者头部两侧，肘部支撑在硬质平面上，双手拇指放置于两侧嘴角两侧将口唇分开，示指、中指并拢托紧下颌角，用力向上托举下颌使气道开放。

（七）人工通气

1. 人工呼吸时，首先要确保气道开放。

2. 施救者用压前额的手的拇指和示指捏住患者的鼻翼，关闭鼻孔。

3. 人工呼吸时，施救者正常呼吸即可，无须深吸气，人工潮气量 500～600ml，既可提供足够的氧合，又可降低胃胀气危险。施救者自然吸气后，用口把患者的口完全包住，缓慢吹气 1s 以上，使患者肺脏膨胀、胸廓扩张。

4. 人工呼吸时要密切观察患者胸部的情况，有效的人工呼吸可见到明确的胸廓起伏。

5. 施救者离开患者口部并放开捏鼻翼的手指，使患者呼气。

6. 吹气与呼气时间比为 1：1。

（八）按压通气比例

在建立人工气道前，成人单人 CPR 或双人 CPR，按压/通气比都为 30：2；双人儿童 CPR 时，按压/通气比例应该为 15：2。

（九）电除颤

心搏骤停最常见的心律失常是心室颤动，目前电除颤是救治心室颤动最为有效的方法。AED能够自动识别可除颤心律，如果条件允许，施救者应尽快使用 AED。电除颤后继续做 5 组 CPR，再检查心律情况决定是否再次除颤。

五、注 意 事 项

1. 心肺复苏每按压 30 次、吹气 2 次为 1 个循环。每 5 个循环后可据抢救情况检查患者大动脉搏动和呼吸是否恢复。

2. 胸外按压时位置要正确，避免损伤其他脏器。只用掌跟按压，不可冲击式按压，以免导致肋骨骨折。

3. 按压时下压和放松时间为 1∶1，保证胸廓充分回弹。

4. 尽量避免胸外按压中断，按压分数（即胸外按压时间占整个 CPR 时间的比例）应≥60%。

5. 人工呼吸时，避免吹气过快、吹气量过大，以免引起胃胀气。

6. 吹气与呼气时间比为 1∶1。

六、心肺复苏的有效指标和终止条件

（一）心肺复苏的有效指标

1. 可触及颈动脉搏动。

2. 出现自主呼吸。

3. 面色、口唇由苍白、发绀转为红润。

4. 瞳孔缩小并可出现对光反射。

5. 可见眼球活动、睫毛反射、吞咽反射，甚至肢体活动；意识恢复。

6. 肱动脉收缩压大于 8.00kPa（60mmHg）。

（二）心肺复苏终止条件

1. 被抢救者已经恢复自主呼吸和心搏。

2. 连续心肺复苏进行 30min 以上，医务人员确定被抢救者已经死亡。

3. 在某些情况下可以适当延长 CPR 时间，如触电、一氧化碳中毒、溺水（特别是溺入冰水中）等。

七、并发症及处理

（一）肋骨骨折

临床表现为患者清醒后主诉胸骨局部疼痛且随咳嗽、深呼吸或运动加重。多根肋骨骨折时可出现"反常呼吸运动"、休克、严重呼吸困难、低氧血症。胸廓挤压试验可出现间接压痛或经检查证实按压部位有新发生的骨折灶。主要是由于按压时用力过猛、过大，以及按压位置过高、压力不均匀或偏向一侧导致。因此，按压时要位置准确、姿势手法正确、力度适度，避免肋骨骨折。出现肋骨骨折后，单处肋骨骨折以镇痛、固定和预防肺部感染为主；多处肋骨骨折还应尽快消除反常呼吸运动、保持呼吸道通畅和充分给氧、纠正呼吸与循环功能紊乱和防治休克。

（二）胃胀气

临床表现为下腹部胃区隆起，患者复苏时从口腔溢出胃内容物，相关检查提示有肺炎。一般由气道不畅、吹气力量过大导致。因此，送气前应先清理呼吸道分泌物；使用呼吸囊或进行口对口人工呼吸时避免过度通气（送气使胸廓抬起即可）；送气过程中注意观察胃区有无隆起。一旦出现胃胀气应将患者头偏向一侧，及时清理呼吸道分泌物，同时按摩腹部，促进排气，减轻腹胀或行胃肠减压等措施。

（三）肺挫伤、血气胸

心肺复苏后胸部 CT 检查显示肺部有明显挫伤或局部渗出，有不同程度胸腔积液产生，表现在两肺可见散在分布的斑片或大片状高密度影，肺透亮度减低或增高，肺血管模糊，局部可见肺实变，胸腔积液较多。多为肋骨骨折刺破胸膜、肺组织所致。胸外按压时，应严格按照按压标准及要求执行，确保按压位置、力度及方法正确。一旦发生肺挫伤、血气胸，紧急情况下可行针头穿刺排气，选用粗针头在患侧锁骨中线第 2 肋间或腋中线第 4～5 肋间，于下一肋的上缘进针，进行穿刺减压。大量血胸时可置入胸腔引流管，成人在患侧腋中线第 4～5 肋间，儿童可选择腋前线第 4～5 肋间。同时严密观察血氧饱和度及血压情况。

（四）脂肪栓塞

临床表现为患者 12～36h 或更长时间后突然出现呼吸困难、心动过速、发热（体温可达 39℃ 以上）、发绀、烦躁不安、易激动、谵妄，继之昏迷。原因为胸外心脏按压发生肋软骨分离和肋骨骨折时，骨髓内脂肪滴进入体循环血管导致栓塞。一旦出现栓塞立即给予以吸氧，氧浓度达 50% 以上；必要时气管插管行呼吸机治疗，并采用呼气末正压呼吸模式；在有效的呼吸支持治疗下，血氧分压仍不能维持在 8.00kPa（60mmHg）以上时，可采用大剂量氢化可的松；积极抗休克治疗，补充有效血容量。

（五）心脏创伤

临床表现为心前区疼痛，心电图可见室性或室上性期前收缩等；偶见 ST-T 段异常和心肌梗死的征象。胸外心脏按压时，前下胸壁直接接受压力撞击，可在心脏接受压力的部位或其对侧产生创伤，一般伤情较轻，多为心脏挫伤。一旦出现心脏创伤立即进行心电监护，给予相应的抗心律失常药物治疗，纠正低血钾。

第七节　简易呼吸器的应用

简易呼吸器又称人工呼吸器或加压给氧气囊，是进行人工通气的简易工具。与口对口呼吸比较，供氧浓度高，且操作简便。尤其是病情危急，来不及气管插管时，可利用加压面罩直接给氧，使患者直接得到氧气供应，改善组织缺氧状态。

一、应用简易呼吸器的目的

1. 维持通气或辅助患者的自主通气，改善患者的气体交换功能。
2. 纠正患者的低氧血症，缓解组织缺氧状态，为临床抢救争取时间。

二、应用简易呼吸器的适应证和禁忌证

（一）适应证
1. 人工呼吸　各种原因所致的呼吸停止或呼吸衰竭的抢救及麻醉期间的呼吸管理。
2. 运送病员　适用于机械通气患者做特殊检查、进出手术室等情况。
3. 临时替代　遇到呼吸机故障、停电等特殊情况时，可临时应用简易呼吸器替代。
（二）禁忌证
应用简易呼吸器的禁忌证包括①中等以上活动性咯血；②急性心肌梗死；③未经减压及引流的张力性气胸，纵隔气肿；④大量胸腔积液；⑤严重误吸引起的窒息、呼吸衰竭；⑥重度肺囊肿、肺大疱等。

三、操作前准备

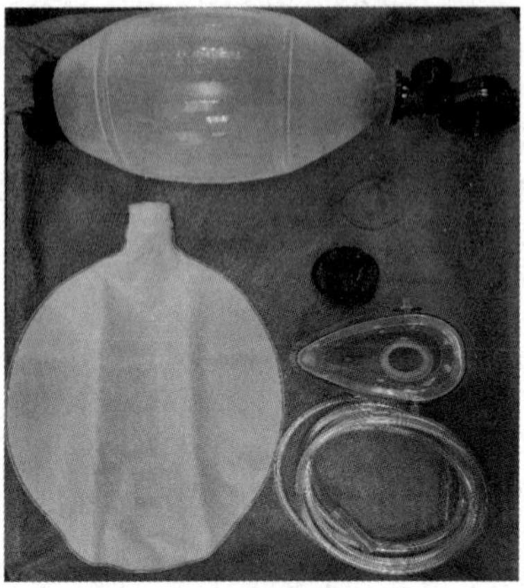

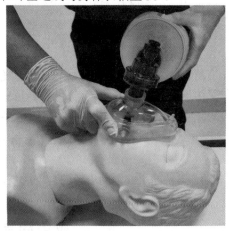

（一）准备用物

包括模拟人、呼吸面罩、球体（一般已包括鸭嘴阀、呼气阀、减压阀等并连接）、氧气储气阀、氧气储气袋、氧气导管等（图 8-27）。

（二）评估

1. 评估患者的年龄、体位、呼吸道是否畅通、呼吸状况（频率、节律、深浅度），是否符合使用简易呼吸器的指征和适应证。

2. 评估有无使用简易呼吸器的禁忌证，如中等以上活动性咯血、心肌梗死、大量胸腔积液等。

3. 评估简易呼吸器性能。

图 8-27　简易呼吸部件

四、操 作 方 法

1. 将患者置于仰卧位，去除枕头、头部后仰，松解衣领暴露胸廓。清除口腔分泌物及假牙等任何可见异物。

2. 操作者应位于患者头部的后方，使患者头后仰，托起下颌使气道保持通畅。插入口咽通气道，防止舌咬伤和舌后坠。成人：下颌角和耳垂连线与患者身体的长轴垂直；儿童（1～8 岁）：下颌角和耳垂连线与身体长轴呈 60°；婴儿（1 岁以内）：下颌角和耳垂连线与身体长轴呈 30°。

3. 将面罩扣住口鼻，并用拇指和示指紧紧按住，其他手指则紧按住下颌（EC 手法）（图 8-28）。

4. 用右手挤压球体，将气体送入肺中，规律性地挤压球体提供足够的吸气/呼气时间（成人 10～15 次/分，小孩 14～20 次/分）。

5. 挤压球体时，压力适中，不可时快时慢，压力不可过大。根据患者具体情况而定，潮气量选择 8～12ml/kg，吸呼比 1∶（1.5～2）。

6. 抢救者应确认患者处于正常的换气。①患者胸部是否上升与下降；②经由面罩透明部分观察患者口唇与面部颜色的变化；③单向阀是否适当运用；④呼气时面罩内是否呈雾气状。

7. 操作结束安置患者，整理用物，洗手、记录，终末处理。

图 8-28　简易呼吸器操作

五、注 意 事 项

1. 简易呼吸器活瓣容易漏气，所以要定时检查、测试、维修和保养。

2. 选择合适的面罩，以便得到最佳使用效果。

3. 挤压球体时，压力不可过大，挤压球体的 1/3～2/3 为宜，也不可时大、时快、时慢，以免损伤肺组织，造成呼吸中枢紊乱，影响呼吸功能恢复。

4. 如果在挤压球体过程中感觉阻力太大，应当再次检查是否需要清除口腔和咽喉的分泌物或异物，并确认气道是否充分开放。

5. 密切注意患者自主呼吸情况及生命体征变化，使用时注意潮气量、呼吸频率、吸呼比等。发现患者有自主呼吸时，应按患者的呼吸动作加以辅助，以免影响患者的自主呼吸。

6. 对清醒患者做好心理护理，解释应用呼吸器的目的和意义，缓解紧张情绪，使其主动配合，并边挤压球体边指导患者"吸……""呼……"

7. 简易呼吸器使用后应先清洗，然后严格消毒，干燥后检查如无损坏，将部件依顺序组装好备用。

六、并发症及处理

（一）胃胀气和胃内容物反流

临床表现为腹胀、腹痛、腹部膨隆、嗳气、口角有分泌物流出等。操作时应避免通气量过大、通气速度过快，以避免气体流入胃内导致胃胀气；操作过程中要检查和调整头部及气道位置，保持正确的体位；同时保持气道通畅，及时清理分泌物，未清除胃内容物时，通气要慢。一旦发生胃胀气和胃内容物反流，应使患者头部后仰，保持气道通畅；观察胃部嗳气情况，必要时插入胃管；胃部气体胀满时勿挤压腹部，让患者侧卧，同时清理呼吸道；有反流发生时，复苏者让患者侧卧，擦拭干净流出的胃内容物，然后继续仰卧行心肺复苏。

（二）误吸和吸入性肺炎

神清者表现为咳嗽、气急；神志不清时常无明显症状，但1～2小时后可出现呼吸困难、发绀、低血压、咳出浆液性或血性泡沫痰；严重者可发生呼吸窘迫综合征。因此，操作时如果未清除胃内容物，要采取较慢的通气方式，避免过高的气道压力；发现患者有分泌物流出（胃内容物反流），应停止挤压球体，立即吸净分泌物后再行辅助呼吸。一旦发生误吸和吸入性肺炎，立即吸出分泌物，给予高浓度氧气；可用白蛋白或低分子右旋糖酐等纠正血容量不足；使用利尿药减轻左心室负荷，防止胶体液渗漏入肺间质。

第八节　气管切开术

气管切开术系切开颈段气管前壁（一般为3、4气管环），放入气管套管，使患者直接借助气管套管呼吸，从而解除喉源性呼吸困难、呼吸功能失常、下呼吸道分泌物潴留或防止误吸的一种抢救危重患者的急救手术。

一、气管切开术的目的

1. 解除喉阻塞和颈段气管阻塞。

2. 恢复呼吸道通畅。

3. 改善肺部换气功能。

4. 便于下呼吸道分泌物的吸出。

二、气管切开术的适应证和禁忌证

（一）适应证

1. 各种原因导致的喉阻塞和颈段气管阻塞。

2. 各种原因导致的下呼吸道分泌物潴留。

3. 预防性气管切开术，某些口腔、颌面、咽、喉、颈部手术的前驱手术。

4. 下呼吸道异物，尤其在内镜下钳取困难者。

5. 长期人工辅助呼吸。

6. 需气管插管麻醉，经口或经鼻置管困难者。

（二）禁忌证

1. 没有绝对禁忌证。

2. 相对禁忌（评估风险与收益），如凝血功能明显异常、全身情况严重衰竭、气管畸形、管腔狭窄、颈前肿物等。

三、操作前准备

（一）准备用物

气管切开术除准备一般手术器械外，还需准备合适的气管套管、气管内麻醉插管、支气管镜、氧气、吸引器、吸痰管、头灯、抢救药物等物品。

（二）评估

1. 评估患者的年龄、病情、意识状态、心理状态和合作程度。

2. 检查患者的凝血功能情况。

3. 与患者及其家属进行有效沟通，并签署手术知情同意书。

4. 选择合适的气管套管。

5. 评估环境清洁、安静、隐蔽、安全、光线充足，必要时调节室温、遮挡患者。

（三）操作者准备

仪表端庄，着装整洁，修剪指甲，洗手，戴口罩。

四、操作方法及解剖学要点

1. 检查着装，介绍自己；核对患者床号、姓名、住院号、腕带；询问过敏史，简述基本过程和配合要点。如为清醒的患者，要与患者做充分沟通，帮助其建立好充分的心理准备。

2. 再次确认患者病情、再次查体，查看血常规、凝血功能，检查患者血氧饱和度，排除手术禁忌证。

3. 协助患者取仰卧位，肩下垫一枕头（垫肩），头保持仰伸正直，下颌—喉结—胸骨上切迹成一直线，使气管接近皮肤，以利于手术中显露手术野；助手坐于头侧，固定患者头部，使患者头部保持正中位。

4. 消毒铺巾。用碘伏由内向外消毒手术区域 3 遍，铺无菌巾单。

5. 麻醉。自颈部正中甲状软骨下缘到胸骨上窝进行局部浸润麻醉。

6. 切口。术者位于患者右侧，以左手拇指及中指固定喉部，右手持刀于颈前环状软骨下缘至胸骨上窝的正中纵向做皮肤切口。

7. 分离气管前组织。用血管钳沿"白线"自浅向深上下分离两侧舌骨下肌群，边分离边用牵开器将肌肉向两侧牵开，直至显露气管前筋膜及甲状腺峡部。若甲状腺峡部狭窄，可稍分离其下缘后将其向上牵拉，便可显露气管。若峡部过宽，可用血管钳在甲状腺前筋膜下缘与气管前筋膜之间将甲状腺峡部游离，用牵开器将峡部向上牵拉，必要时将峡部钳夹切断缝扎，以便显露 3～4 气管环。分离过程中两个牵开器的力量应均匀，使手术视野始终保持在中线，并经常以手指探查环状软骨及气管，是否保持在正中位置。

8. 切开气管。切开气管前，一定先要确认切开部位是否为气管，尤其注意要与颈总动脉区别。可用手指触诊探查或用注射器经气管环间穿刺抽吸有气体，即可证明为气管，迅速注入局部麻醉药做气管内表面麻醉。一般在第 2～4 气管环之间作为切开气管的部位，过高易损伤环状软骨形成喉狭窄，过低易脱管且损伤血管的概率升高。切开气管时，于气管环之间将刀尖刺入气管内，再自下向上依次挑开相应的气管环。

9. 插入气管套管。气管切开后，迅速以弯钳或气管切口扩张器撑开气管切口，插入大小适合、带有管芯的气管套管。插入外管后，迅速取出管芯，放入内管。吸痰管吸净分泌物，并检查有无出血。

10. 固定气管套管。确定气管套管在气管内后气囊充气，撤掉两侧的牵开器，最后用带子将气管套管固定于颈部，注意一定要固定牢固，防止套管滑脱。切口一般不予缝合，切口过长时于上端缝合 1～2 针，但不宜缝合过紧，以免引起皮下气肿；最后用一块开口纱布垫于伤口与套管之间，每日更换。

五、手术后护理

1. 手术后定期测量体温、脉搏、呼吸、血压，注意有无出血。若患者气管切开周围反复出现血性分泌物，应警惕有出血的可能，及时报告医师。

2. 手术后 24～48h 应采取平卧位，头略向后仰，避免气管套管远端压迫或刺激气管壁黏膜，造成糜烂并形成假膜脱落堵塞套管，或损伤头臂干导致大出血。

3. 保持套管清洁，避免痰液再吸入气管或附着管口形成干痂堵塞呼吸道。内套管每 2～4h 清洗擦拭消毒 1 次，24h 煮沸消毒套管。套管周围纱布垫要保持清洁干燥，每日更换 1～2 次。保持呼吸道湿化，平时用 3～4 层生理盐水纱布敷盖套管口，保持湿润，防止灰尘吸入。室温保持 18～20℃，相对湿度 60%～70%，向套管内定时滴入生理盐水 3～5ml。

4. 经常检查创口周围皮肤有无感染和湿疹并及时处理。

六、并发症及处理

（一）脱管

多因气管套管固定不牢所致，因可引起窒息，应立即处理。

（二）术后出血

分为原发性和继发性出血。

1. 原发性出血 手术中止血不充分，颈前静脉、甲状腺下静脉、甲状腺最下动脉和甲状腺峡为较常见的出血部位。轻者可用凡士林纱条填塞压迫止血；重者提示可能伤及较大血管，应立即打开伤口探查、止血。

2. 继发性出血 原因是气管套管顶端位于头臂干水平，各种原因导致的头臂干（即无名动脉）的出血，通过改善手术技巧和术后护理可减少发生的机会。

（三）皮下气肿

皮下气肿主要由于气管前软组织分离过多、皮肤缝合过紧和术后咳嗽所致。单纯的皮下气肿一般危害不大，无须特殊处理。

（四）纵隔气肿

手术中皮肤切口过低或者气管前筋膜分离过多，气体沿气管前筋膜进入纵隔，形成纵隔气肿。对纵隔积气较多者，可于胸骨上方沿气管前壁向下分离，使空气向上逸出。

（五）气胸

在显露气管时，向下分离过多、过深，损伤胸膜后，可引起气胸。需请胸外科会诊协助行胸膜腔穿刺，抽除气体。严重者可行闭式引流术。

（六）气管食管瘘

可因手术不慎损伤气管后壁而引起，或因气管插管的局部刺激而造成。发现气管食管瘘后应尽快置入鼻胃管，然后关闭瘘口。关闭瘘口的手术方法很多，包括直接缝合关闭缺损、利用肌瓣修补，或利用食管修补气管，以及分期食管分流术。

第九节 环甲膜穿刺

环甲膜穿刺是临床上对于有呼吸道梗阻、严重呼吸困难的患者采用的急救方法之一。它可为气管切开术赢得时间，是现场急救的重要组成部分。

一、环甲膜穿刺的目的

1. 解除急性上呼吸道梗阻，紧急开放气道，缓解窒息和严重的呼吸困难。
2. 气管内注射药物。

二、环甲膜穿刺的适应证和禁忌证

（一）适应证

1. 各种原因的急性上呼吸道梗阻。
2. 气管插管有禁忌或病情紧急而需快速开放气道时。
3. 喉源性呼吸困难（如白喉、喉头严重水肿等）。
4. 需气管内给药者。

（二）禁忌证

1. 无绝对禁忌证。
2. 已明确呼吸道阻塞发生在环甲膜水平以下者不宜行环甲膜穿刺。
3. 急性喉头感染或者创伤。
4. 环甲膜解剖位置不易辨别者。

三、操作前准备

（一）物品准备

1. 穿刺用品包括环甲膜穿刺针、无菌注射器、生理盐水、2%利多卡因注射液、无菌纱布、无菌手套、皮肤消毒剂、无菌弯盘等。
2. 其他用品包括手消毒液、胶布、气管导管接头、给氧装置、简易呼吸器、呼吸机、药物等。

（二）评估患者基本情况

1. 评估患者的年龄、病情、意识状态、心理状态和合作程度。
2. 向患者及其家属说明施行环甲膜穿刺的目的，取得患者及其家属的配合，并签署手术知情同意书。
3. 评估环境清洁、安静、隐蔽、安全、光线充足，必要时调节室温、遮挡患者。

（三）操作者准备

仪表端庄，着装整洁，修剪指甲，洗手，戴口罩。

四、操 作 方 法

1. 携用物至患者床旁，核对患者的床号、姓名、腕带。如为清醒的患者，要与患者做充分沟通，帮助其建立好充分的心理准备。
2. 患者取仰卧位、去枕，肩背部用薄垫垫起 20～30cm，头后仰使气管向前突出；术者手消毒后站在患者一侧。不能耐受上述体位者可取半卧位。
3. 确定穿刺点。患者颈中线甲状软骨下缘与环状软骨弓上缘之间凹陷处即为环甲膜穿刺点。
4. 消毒。用碘伏常规消毒环甲膜周围皮肤，消毒范围为穿刺点周围 15cm 以上。紧急情况下可不考虑消毒。
5. 麻醉。穿刺部位进行局部浸润麻醉，危急情况下可不用麻醉。
6. 穿刺。检查穿刺针完好，注射器内抽好生理盐水备用。术者戴无菌手套，左手示指和拇指固定环甲膜穿刺点周围皮肤，右手持环甲膜穿刺针垂直刺入环甲膜，进入气管时有落空感，接注射器有空气抽出，证明穿刺成功。穿刺针在顺气管方向稍向下推行少许，退出穿刺针芯，穿刺针末端用胶布固定。

7. 再按照穿刺目的进行其他操作，如连接简易呼吸器或呼吸机以通气或气管内给药等。

8. 检查无出血，协助患者取适宜体位，整理用物，向患者及其家属讲明注意事项。

9. 洗手记录。密切观察患者病情变化。

五、注 意 事 项

1. 穿刺时进针不要过深，避免损伤喉后壁黏膜。

2. 抢救现场情况危急，需要实施环甲膜穿刺，应在急救同时及时呼叫"120"快速送往就近的医疗单位进行后续治疗。

3. 环甲膜穿刺只是作为一种应急措施，穿刺针留置时间不宜过长（一般不超过 24h）。

4. 如遇血凝块或分泌物阻塞穿刺针头，可用注射器注入空气，或用少许生理盐水冲洗。

六、并发症及处理

（一）出血

对于凝血功能障碍的患者宜慎重考虑。

（二）假道形成

确定好穿刺点谨慎穿刺，避免假道形成。

（三）食管穿孔

穿刺时用力过大过猛，或没掌握好进针深度，均可穿破食管，形成食管气管瘘。穿刺时控制好力度，不可用力过猛。

（四）皮下气肿或纵隔气肿

穿刺后通气时间过长，气体进入皮下和纵隔。术后及时进行进一步处理。

第十节　气管插管术（经口）

气管插管术是指将一特制的导管通过口腔或鼻腔插入患者气管内，进而打开患者呼吸道，为气道通畅、通气供氧、呼吸道吸引和防止误吸等提供最佳条件。气管插管术是危重患者抢救过程中的一项重要技术，也是实施吸入麻醉的基础操作，其中经口气管插管操作更快，特别适用于呼吸停止和危重患者。

一、气管插管术的目的

1. 开放气道，便于实施辅助呼吸和人工呼吸。

2. 保持呼吸道通畅，便于清除气管、支气管内分泌物，防止异物进入呼吸道，防止气道梗阻。

3. 提供气管内给药途径。

二、气管插管术的适应证和禁忌证

（一）适应证

1. 呼吸、心搏骤停或者窒息的急救。

2. 各种原因导致的呼吸衰竭需机械通气者。

3. 气道梗阻或气道分泌物过多。

4. 气道保护性反射迟钝或消失。

5. 全身麻醉手术或者静脉-吸入复合麻醉。

（二）禁忌证

1. 喉头水肿。

2. 急性喉炎。

3. 喉头黏膜下血肿。

4. 咽喉部烧灼伤、肿瘤等。

5. 插管引起严重的出血或患者本身有严重的凝血功能障碍。

6. 颈椎骨折脱位、严重颌面部外伤。

三、操作前准备

（一）物品准备

包括麻醉喉镜、气管导管（男 7.5～8.5，女 7.0～8.0）和导引导丝、10ml 注射器、胶带、牙垫、水性润滑剂、无菌手套、手消毒液、皮肤消毒剂、给氧和通气装置、吸痰管、吸引器等。

（二）评估

1. 评估患者的意识和气道（反应性、解剖结构、有无义齿、口腔黏膜、咽喉、气道通畅性）。

2. 向患者及其家属说明施行气管插管术的目的，取得患者及其家属的配合，并签署手术知情同意书。

3. 评估环境清洁、安静、隐蔽、安全、光线充足，必要时调节室温、遮挡患者。

（三）操作者准备

仪表端庄，着装整洁，修剪指甲，洗手，戴口罩。

四、操作方法（图 8-29）

1. 携用物至患者床旁，核对患者的床号、姓名、腕带。如为清醒的患者，要与患者做充分沟通，帮助其建立好充分的心理准备，必要时可适当应用镇静药或神经肌肉阻滞药，以预防呕吐、误吸，改善声带视野。

2. 患者取仰卧位，枕部适当垫高，使头在寰枕关节处向后仰，尽量使口、咽、喉三轴走向一致。术者立于患者头端，患者头位于术者剑突水平，术者双眼与患者保持足够的距离以便直视观察。

3. 采用仰头抬颏法使患者气道开放，术者左手"EC"法用球囊面罩给患者加压给氧，吸入纯氧 2～3min，频率约 12 次/分。

4. 术者右手拇指推开患者下齿、示指拨开上齿，打开口腔。左手持喉镜，将镜片沿患者右口角置入口腔，将舌体稍向左推开，使喉镜片移至正中位，显露悬雍垂。继续沿舌背慢慢推进喉镜片使其顶端抵达舌根与会厌交界处，然后向前向上提拉喉镜，间接提起会厌，显露声门。

5. 术者用右手执笔式从患者右口角将气管导管沿着镜片插入口腔，斜口端对准声门裂，轻柔地插过声门而送入气管内，当套囊进入气管后，请助手帮助将导丝拔除，继续将导管向前送入 2～3cm，使导管尖端距门齿距离为 22cm±2cm。

6. 气管导管插入气管后即放置牙垫，取出咽喉镜。

7. 助手用简易呼吸器通气，在通气时观察双侧胸廓是否对称起伏，并用听诊器听诊胃区、双肺底、双肺尖，以双肺呼吸音对称与否判断气管导管的位置是否正确。确认气管导管插入气管后，用注射器给套囊充气 5～8ml，用胶布将导管与牙垫一起固定，胶布长度以不超过下颌角为宜，粘贴牢靠，不可粘住嘴唇。

8. 将患者头部复位，调整呼吸机参数，连接呼吸机进行机械通气。

9. 给予心电监护，有条件时拍摄胸部 X 线片，显示导管在气管内的位置，并了解患者双肺其他情况。气管插管气囊每 4～6h 放气一次，一般放气 2～5ml，放气时间 5～10min。

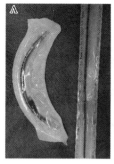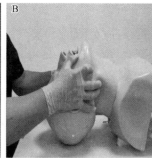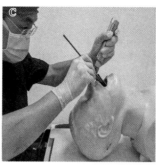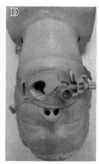

图 8-29 气管插管术（经口）
A. 一次性气管插管；B. EC 手法开放气道；C. 插入气管插管；D. 固定

五、注 意 事 项

1. 插管前，检查插管用具是否齐备、气管套囊是否漏气，特别是喉镜是否明亮。

2. 气管插管时若患者呈中度或深昏迷，咽喉反射消失或迟钝；如患者嗜睡或浅昏迷，咽喉反应灵敏，应行咽喉部表面麻醉，然后插管。

3. 导丝前端最好用液体石蜡润滑，避免拔出困难，甚至导丝前端保护套脱落造成严重并发症（特别是久用的导丝）。

4. 插管动作要轻柔，操作迅速准确，勿使缺氧时间过长，以免引起反射性心搏、呼吸骤停。

5. 如果气管插管失败或不顺利，应立即停止插管、退出喉镜和导管，不要再盲目地操作，必须马上改为加压面罩给氧，1min 后更换导管再次尝试，以免因插管时间过长造成患者心搏骤停，或者喉头损伤水肿。

六、并发症及处理

（一）误入食管

多由于插管时未看清声门或盲目操作导致，如果气管导管插入食管而未察觉，会导致患者无通气、缺氧损伤，甚至死亡。对插入食管的气管导管送气会引起反流误吸、胃胀气。插管时应目视导管进入气管，插入后对比前后双肺呼吸音有无明显差异，条件允许时最好做呼气末二氧化碳监测。

（二）插管损伤

多因插管操作不规范所致。可导致口腔、舌、咽部损伤、出血、牙齿脱落、声带撕裂、下颌关节脱位等。操作时应动作轻柔、规范操作，减少损伤。

（三）呼吸道梗阻

1. 原因 ①剧烈呛咳、喉头及支气管痉挛，多由麻醉过浅引起；②导管过细，导致呼吸阻力增大；③导管过粗或者质地过硬，导致的呼吸道黏膜水肿；④导管插入过深而进入右侧支气管，造成左侧肺通气不足、肺不张；⑤导管插入过浅或者固定不牢，可因患者体位改变而脱出。

2. 处理 插管时应选择合适的导管，操作规范，插入后及时检查导管位置，避免意外发生。

（四）心律失常

喉镜挑起会厌可引起交感活动增强，导致高血压和心动过速，此时心肌耗氧量随之增加会引起心肌缺血缺氧。严重者可导致心律失常，甚至心搏骤停。可适当加深麻醉以及在插管前行喉头和气管内表面麻醉进行预防。

第十一节 试题精选与答案

简答题

1. 下列部位出血该指压哪根动脉止血？（右上臂、左前臂、右大腿、头顶部）
2. 止血方法有哪些？
3. 使用止血带的注意事项是什么？
4. 包扎的注意事项是什么？
5. 绷带基本包扎方法包括哪些？
6. 脊柱损伤搬运原则是什么？
7. 如果伴有颈椎损伤患者的搬运应注意哪些内容？

答案

1. 答：右上臂出血应按压出血点上方的肱动脉。左前臂出血应按压肱二头肌内侧沟的肱动脉。右大腿出血应按压腹股沟韧带中点下方的股动脉。头顶部出血应按压出血部位同侧颞浅动脉。

2. 答：止血的方法有指压止血法、加压包扎止血法、止血带止血法等。

3. 答：①结扎位置：止血带应扎在伤口的近心端，上肢为上臂上 1/3，下肢为股中、下 1/3 交界处。应注意避免在上臂中、下 1/3 部位扎止血带以免损伤桡神经，前臂和小腿不适于扎止血带。②结扎力度：扎止血带以出血停止，远端动脉搏动消失为准。

4. 答：①包扎伤口前，如条件允许，应先简单消毒、清创并盖上消毒纱布再包扎，动作要轻柔不要触及伤口，以免加重疼痛或导致伤口出血及污染。②包扎要松紧适度，平整无褶。包扎过紧会影响局部血液循环，过松敷料易松脱或移动。③包扎时注意病人保持舒适体位。包扎的肢体必须保持其功能位。在皮肤皱褶处，如腋下、乳下、腹股沟等，应用棉垫或纱布衬隔，骨隆突处也用棉垫保护。需要抬高肢体时，应给适当的扶托物。④包扎方向应从远心端向近心端包扎，以帮助静脉回流。四肢包扎时应将指（趾）端外露，以便观察血液循环。⑤固定时结应打在患部的对侧，避免在伤口、骨隆突处或易于受压部位打结。

5. 答：绷带基本包扎方法包括环绕包扎法、螺旋包扎法、螺旋反折包扎法、"8"字包扎法、回返式包扎法。

6. 答：搬运时必须保持脊柱伸直位，严禁弯曲或扭转。

7. 答：如果伴有颈椎损伤，患者的搬运应注意先用颈托固定颈部，如无颈托用"头锁或肩锁"手法固定头颈部，其余人协调一致用力将伤员笔直地抬到担架上或木板上，然后头部的左右两侧用软枕或衣服等物固定。

（赵豹猛）

第九章 输　　血

第一节　课程教学目标

一、知 识 目 标

1. 能够列举输血的适应证。
2. 能够列举成分输血的优点。
3. 能够列举自体输血的种类。
4. 能够列举自体输血的禁忌证。

二、能 力 目 标

1. 能够甄别输血常见的并发症，并做基本处理。
2. 能够根据患者情况选择适合的血液制品。
3. 能够熟悉静脉输血操作。

三、素质（德育）目标

能够理解并实践以患者为中心的医疗理念，在制订输血方案时，可以与患者及其家属进行充分沟通；在进行操作时，可以设身处地为患者着想，精细操作、体贴关怀。

第二节　输　　血

输血是将全血或成分血（如血浆、红细胞、白细胞或血小板等）通过静脉输入人体的方法，通过输血可以纠正血容量不足、改善循环、增加血液携氧能力、提高血浆蛋白，增进机体免疫力和改善凝血功能。作为一种替代性治疗，输血是急救和治疗疾病的重要措施之一，在临床上有着广泛的应用。

一、输血的目的

（一）补充血容量

增加有效循环血量，改善心肌功能和全身血液灌流，提升血压，增加心排血量，促进循环。用于失血、失液引起的血容量减少或休克的患者。

（二）纠正贫血

增加血红蛋白含量，提高携氧能力，改善组织、器官的缺氧状况。用于血液系统疾病引起的严重贫血和慢性消耗性疾病的患者。

（三）补充血浆蛋白

增加蛋白质，改善营养状态，维持血浆胶体渗透压，减少组织渗出和水肿，保持有效循环血量。用于血容量不足的紧急治疗和低蛋白血症。

（四）补充各种凝血因子和血小板

改善凝血功能，有助于止血。用于凝血功能障碍及大出血的患者。

（五）补充白细胞抗体、补体等血液成分

增强机体的免疫力，提高机体抗感染的能力。用于严重感染的患者。由于输注白细胞时常伴有病毒，故临床应用较少。

（六）排除有害物质

如一氧化碳、苯酚等有害物质中毒时，血红蛋白失去了运氧能力或不能释放氧气供机体组织利用，此时输血可改善组织、器官的缺氧状况，改善循环，促进有害物质排出。

二、输血的适应证

（一）大量失血

当失血量超过总血容量的20%时，患者红细胞压积（HCT）下降、心率增快，血压不稳，此时应考虑在扩容的同时适当输入浓缩红细胞以提高携氧能力。当失血超过总血容量的30%时，可考虑适量输注全血。

（二）贫血或低蛋白血症

如有贫血或低蛋白血症，需输注浓缩红细胞、血浆或白蛋白进行对症治疗。

（三）凝血功能障碍

对有出血性疾病的患者，可根据引起凝血功能障碍的原因补充相关的血液成分，如血小板、凝血因子、纤维蛋白原等。

（四）严重感染

如感染性休克、细胞或体液免疫缺乏的患者。难以控制的重症感染可考虑输入浓缩粒细胞、免疫球蛋白治疗。

（五）中毒患者

如一氧化碳中毒、苯酚等化学物质中毒。

（六）其他

用于溶血性输血反应、重症新生儿溶血病等疾病的治疗。

三、血液制品的种类

（一）全血

采用的血液未经任何加工而全部保存备用的血液。全血可分为新鲜血和库存血两类。

（二）成分血

1. 血浆　是全血经过分离后所得到的液体部分。可分为三种：新鲜冷冻血浆、冷冻血浆和冷冻沉淀。

2. 红细胞　是血液运氧的主要成分。包括悬浮红细胞、浓缩红细胞、洗涤红细胞。

3. 白细胞浓缩悬液　新鲜全血离心后取白膜层的白细胞，4℃保存，48h内有效。用于粒细胞缺乏症伴有严重感染的患者。

4. 血小板　全血离心所得，分为手工制备和机器单采血小板，其中单采血小板可于22℃振荡保存5天，24h内有效。用于血小板减少或功能障碍性出血的患者。

（三）其他血液制品

1. 白蛋白制剂　从血浆中提纯而得，能提高机体的血浆蛋白及胶体渗透压。用于治疗各种原因引起的低蛋白血症的患者，如外伤、肝硬化、肾病及烧伤等。

2. 免疫球蛋白制剂　静注用免疫球蛋白用于免疫抗体缺乏的病人，预防和治疗病毒、细菌感染性疾病等。如抗牛痘、抗风疹、抗破伤风、抗狂犬病等。

3. 凝血因子制剂　如沉淀凝因子、因子Ⅷ浓缩剂、因子Ⅸ浓缩剂、凝血酶原复合物、纤维蛋白

3. 输血相关性移植物抗宿主病。

4. 输血相关急性肺损伤。

5. 免疫抑制。

第三节 自 体 输 血

自体输血，或称自身输血，是收集患者自身血液后在患者需要时进行回输。

一、自体输血的分类

（一）回收式自体输血

采用无菌技术和血液回收处理装置，将患者在手术中或创伤后流失的血液经回收、洗涤和过滤后，于手术中或手术后回输给患者。

（二）稀释式自体输血

患者于麻醉前采集一定量的血液，同时输注晶体液和胶体液来补充血容量，使患者在血容量正常的稀释状态下实行手术，减少了术中红细胞的丢失。所采出的血液可在手术中、手术结束后回输给患者。适量的血液稀释不会影响组织供氧和血凝机制，而有利于降低血液黏稠度，有效改善微循环等；另外，采集的自体血液在体外存储的时间短，血小板和凝血因子仍具有活性，可减少患者的术后出血。

（三）预存式自体输血

提前数天定期分阶段采集患者本身的血液预存起来，然后在患者手术时或急需时再回输这些已保存的自体血液。

二、自体输血的优点

1. 无须做血型鉴定和交叉配血实验，不会产生免疫反应，节省血源，避免了因输血而引起的疾病传播。

2. 节约血源，减轻无偿献血的工作压力。

3. 避免了因输血引起的疾病传播。

4. 血液采集刺激骨髓，加速红细胞的生成，促使手术中失血时骨髓迅速产生反应。

5. 节省输血的费用。

三、自体输血的禁忌证

1. 胸、腹腔开放性损伤达 4h 以上的患者。

2. 凝血因子缺乏者。

3. 合并心脏病、阻塞性肺疾病、肝肾功能不全、严重贫血者。

4. 血液受胃肠道内容物污染者、肿瘤细胞污染者。

5. 有脓毒血症和菌血症者。

第四节 血浆代用品

血浆代用品又称血浆增量剂，是使用经加工或人工合成的高分子物质制成的胶体溶液，因其分子量与渗透压接近血浆，故在一定程度上可以代替血浆使用，用以扩充血容量。合理使用可有效节约血液资源。临床常用的血浆代用品包括右旋糖酐、羟乙基淀粉和明胶制剂。

第五节　试题精选与答案

一、填空题

1. 输血后发热反应的原因是_____和_____。
2. 输血可以补充血容量、_____、_____、_____和_____。
3. 输血的适应证有_____、_____、_____、_____。
4. 自体输血有_____、_____、_____。

二、选择题——A 型题

1. 一般健康成年人失血不用输血的前提是一次失血量不超过（　　　）
   A. 300ml 血容量 10%　　　　　B. 500ml 血容量 20%　　C. 700ml 血容量 30%
   D. 800ml 血容量 40%　　　　　E. 1000ml 血容量 50%
2. 发现溶血反应时，错误的处理方法是（　　　）
   A. 减慢输血速度　　　　　　　　　　　　　　B. 给予 5%碳酸氢钠 250ml 静脉滴注
   C. 应用甘露醇　　　　　　　　　　　　　　　D. 血浆交替治疗
   E. 应用糖皮质激素
3. 输血的目的不包括（　　　）
   A. 对出血患者补充血容量　　　　　　　　　　B. 纠正贫血
   C. 改善凝血功能　　　　　　　　　　　　　　D. 杀灭细菌抗感染
   E. 提高血浆蛋白
4. 非溶血性发热反应多发生在输血后（　　　）
   A. 15 分钟至 2 小时　　　　　　　　　　　　B. 1～2 小时
   C. 2～3 小时　　　　　　　　　　　　　　　D. 3～4 小时
   E. 5 小时
5. 最常见的早期输血并发症是（　　　）
   A. 溶血反应　　　　　　B. 发热反应　　　　　　C. 细菌污染
   D. 出血倾向　　　　　　E. 过敏反应

三、选择题——B 型题

（1～4 题共用备选答案）
   A. 中分子右旋糖酐　　　　　　　　　　　　　B. 低分子右旋糖酐
   C. 白蛋白液　　　　　　　　　　　　　　　　D. 羟乙基淀粉代血浆
   1. 可补充细胞外液电解质和提供碱储备的是（　　　）
   2. 增加血容量，维持 6～12h 的是（　　　）
   3. 增加血容量，维持 1.5h 的是（　　　）
   4. 补充血容量，提高血浆蛋白的是（　　　）
（5～9 题共用备选答案）
   A. 浓缩红细胞　　　　　　　　　　　　　　　B. 冷沉淀
   C. 白蛋白液　　　　　　　　　　　　　　　　D. 免疫球蛋白
   E. 血小板
   5. 用于纠正低蛋白血症的是（　　　）
   6. 用于治疗严重再生障碍性贫血的是（　　　）
   7. 用于治疗儿童慢性贫血的是（　　　）
   8. 用于治疗血友病的是（　　　）
   9. 用于抗生素不能控制的感染的是（　　　）

四、简答题

输血的适应证有哪些？

答案

一、填空题

1. 免疫反应　致热原
2. 改善循环　提高携氧能力　增加血浆蛋白　改善凝血功能
3. 大出血　贫血或低蛋白血症　严重感染　凝血功能障碍
4. 回收式自体输血　预存式自体输血　稀释式自体输血

二、选择题——A 型题

1. B　2. A　3. D　4. A　5. B

三、选择题——B 型题

1. D　2. A　3. B　4. C　5. C　6. E　7. A　8. B　9. D

四、简答题

1. 大出血　出血是输血的主要适应证，特别是严重创伤和手术中出血。失血量超过 1000ml，要及时输血。

2. 贫血或低蛋白血症　手术前如有贫血或血浆蛋白过低，应予纠正。血容量正常的贫血，原则上应输给浓缩红细胞，低蛋白血症可补充血浆和白蛋白液。

3. 严重感染　输血可提供抗体、补体等，以增加抗感染能力。

4. 凝血功能障碍　对凝血功能障碍的患者，手术前应输给有关的血液成分，如血友病应输入凝血因子Ⅷ、凝血因子Ⅸ、纤维蛋白原减少症应输入冷沉淀或纤维蛋白原制剂。

（裴晓彬）

第十章　腹腔镜基本技术

第一节　课程教学目标

一、知 识 目 标

1. 能够复述腹腔镜手术的基本原理和临床应用。
2. 能够列举常用腹腔镜手术设备与器械的特点、用途。

二、能 力 目 标

1. 学会使用常用的腹腔镜手术器械。
2. 了解常见腔镜手术的基本操作步骤。
3. 可以配合上级医师完成腹腔镜手术。

三、素质（德育）目标

借助对腹腔镜手术发展的研究，了解腹腔镜技术更为广泛应用以及对患者的优势性所在，培养学生树立良好的医学人文关怀意识和向上的科研态度。

第二节　腹腔镜手术

一、腹腔镜手术概述

腹腔镜手术是指将带有冷光源的腹腔镜置入人体进行诊断和治疗的技术，其诞生源自科学技术发展带来的手术治疗技术的重大革新。一般认为，最初的腹腔镜源自对膀胱镜的改进与灵活运用。1902 年，克林（Kelling）通过膀胱镜检查了狗的腹腔。其后 1910 年，雅各贝乌斯（Jacobaeus）首次将该技术应用于人体检查。随后伴随着气腹技术、摄像技术、冷光源、内镜热凝等关键技术的不断出现与完善，逐渐形成了现代腹腔镜技术的基础。自从 1987 年法国的穆雷（Mouret）医生成功地完成第一例腹腔镜胆囊切除术以来，腹腔镜在外科临床手术中的应用越来越广泛。1991 年 2 月，荀祖武完成了我国第一例腹腔镜胆囊切除术，这也是我国第一例腹腔镜外科手术。

腹腔镜手术（图 10-1）将现代科技与传统外科手术技术融合在一起，既能达到与传统外科手术同样的治疗效果，又具有创伤小、恢复快、痛苦轻、治愈率高等优点，在国内外发展迅速。目前像

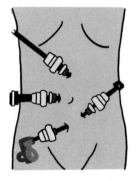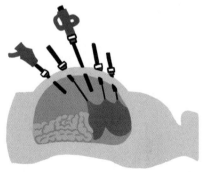

图 10-1　腹腔镜手术

腹腔镜胆囊切除术等一些术式已被广泛认可，成为一些疾病的常规治疗方案。而且随着科学技术的不断进步，手术器械的改进创新，腹腔镜手术的施展空间将会越来越大。现代医学生在掌握手术基本操作的同时，应对腹腔镜手术进行学习，这将会对外科临床工作有较大的帮助。

二、腹腔镜手术使用范围

早期腹腔镜主要用于腹腔探查，对疾病进行诊断。随着技术的逐渐发展，目前腹腔镜手术已广泛应用于外科疾病的诊断与治疗。

（一）肝胆系统手术

如胆囊切除术、胆总管切开取石术、肝段肝叶及肝肿瘤切除术、肝囊肿开窗引流术、肝脓肿切除及引流术、胆肠内引流术。

（二）脾胰疾病手术

如全脾及脾部分切除术、脾囊肿开窗引流术、胰腺假性囊肿空肠吻合术、胰腺部分切除术及胰十二指肠切除术。

（三）胃肠外科手术

如胃大部切除术、迷走神经干切断术、阑尾切除术、溃疡病穿孔修补术、胃减容术、肠粘连松解术、结肠直肠肿瘤切除术。

（四）胸部疾病手术

如肺叶切除术、肺大泡切除术、自发性血胸手术、食管癌切除术、贲门失弛缓症手术、食管裂孔疝手术、胸腺瘤切除术、纵隔肿瘤切除术、心包开窗术、动脉导管未闭结扎术。

（五）颈部及乳房疾病手术

如甲状腺、甲状旁腺手术；乳腺癌腋下淋巴结清扫术、乳房肿块切除术。

（六）泌尿系统疾病手术

如肾切除术、肾上腺切除术、输尿管切开取石术、肾盂成形术、膀胱憩室切除术、肾囊肿开窗。

（七）妇科疾病手术

如子宫切除术、子宫肌瘤切除术、卵巢囊肿切除术、异位妊娠手术、输卵管手术、不育症探查、盆腔清扫术。

（八）其他

如急腹症探查、腹股沟疝修补术、大隐静脉曲张交通支结扎术。

上述操作仅为被广泛认可的一部分常见腹腔镜应用。另外，仍有一些手术，如肝门部胆管癌、肝移植等，由于难度大、要求高等原因，腹腔镜的应用仍在研究过程中，并未广泛开展。而一些晚期肿瘤、后腹膜肿瘤及多次腹腔手术者，由于效果可能差于传统手术，目前并不建议使用腹腔镜手术。

三、腹腔镜手术的优势

（一）多角度"视察"，效果直观

腹腔镜可在不牵动腹腔脏器的前提下，从不同角度和方向检查，甚至可以看到一些深在的位置，达到直观检查的效果。

（二）恢复快

腹腔镜手术在密闭的盆腔、腹腔内进行，对内环境干扰小。患者受到的创伤远远小于开腹手术，术后恢复快，住院时间短。

（三）美容效果好

传统手术切口呈长线状，瘢痕大影响美观；腹腔腔镜手术瘢痕小，愈合较快且更加美观。

（四）盆腔粘连少

腹腔镜手术对盆腔干扰少，没有纱布和手对组织的接触，很少缝线或无须缝线，因此，手术后患者盆腔粘连远少于开腹手术。

四、腹腔镜手术的禁忌证

（一）绝对禁忌证

1. 不能耐受插管的麻醉者。

2. 患者情况危急需急诊行剖腹手术时。

3. 心血管疾病不能做人工气腹者。

4. 腹腔或膈肌疝。

5. 肠胃明显胀气如肠梗阻、肠管扩张等，以及其他不能做穿刺的情况，如晚期弥漫性腹膜炎、腹腔广泛粘连等。

（二）相对禁忌证

1. 有腹部手术史。

2. 肥胖。

3. 急慢性盆腔炎史。

4. 大于拳头大小的肌瘤及卵巢肿瘤。

5. 手术者的技术及经验不足。

由于腹腔镜的设计不断完善，手术操作及器械有了很多改进，腹腔镜手术的适应证有了适当的扩大，特别是相对性禁忌证中的前 3 种情况均可在必要时施行。

第三节　腹腔镜手术设备与器械

一、腹腔镜手术设备

腹腔镜手术的设备包括 CO_2 气腹系统、视频图像监视系统（腹腔镜目镜、视频摄像系统、彩色监视系统）、冷光源系统及其他手术操作器械等。

（一）CO_2 气腹系统

建立气腹的主要目的是膨胀闭合的腹腔，建立足够的腔内视野及手术空间。CO_2 气腹系统由气腹机、CO_2 气源、气体输出连接管道、穿刺套管鞘、气腹针等组成。

1. 气体　目前的气腹机一般采用 CO_2 气体。CO_2 不易燃烧，在血液和组织中的溶解度是氧气的 10 倍，容易经肺排出，价格便宜，这些特点使它成为常用的人工气腹用气。一般 CO_2 由气瓶或中央供气提供。

2. 气腹机　气腹机是将 CO_2 注入腹腔的仪器（图 10-2）。腹腔镜手术需要有恒定的气腹条件才能顺利进行，气腹机对腹腔镜下手术时气腹的产生和维持起到了保障作用。气腹机要求具有快速充气、快速补气、安全监视等功能，并有自动加温装置，使 CO_2 进入腹腔前加温至 37℃。一般病例腹腔内压力稳定在 1.6~1.8kPa 为宜，CO_2 入气量的调节和控制，是手术成功及患者安全的保证。现有的气腹机有 3 种：第一种为半自动气腹机，其最大充气速率＜ 6L/min，可显示腔内气体压力，但无腔内气体压力自动平衡功能，只能用于腹腔镜诊断；第二种为全自动脉冲式气腹机，采用脉冲充气模式，速率分档手控，操作较复杂，有充气过量的可能；第三种为全

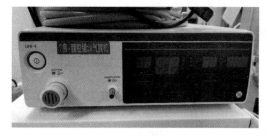

图 10-2　全自动 CO_2 气腹机

自动连续式气腹机，最大充气速率为 15L/min 以上，并由电脑优化控制，可自动识别充气的状态并进行调节。

（二）视频图像监视系统

与传统手术不同，腹腔镜手术系借助先进的光学成像技术与视频图像传输技术将原本需开腹显露的手术视野引出体外，并成像于高分辨率的彩色监视器上，手术者根据屏幕图像完成腔内手术。因此，稳定、清晰的腹腔镜视频图像监视系统是腹腔镜手术安全、顺利进行的前提。目前常用的视频图像监视系统可以完成对手术图像的采集、监视、储存、编辑、数据管理等。该系统包括以下 3 个部分，即腹腔镜、视频摄像系统、彩色监视系统。

1. 腹腔镜　应用于手术的腹腔镜要产生明亮清晰的图像，并且不失真。现在常用的外科腹腔镜使用的是硬式内镜，为柱状成像系统，其视角宽阔，图像明亮清晰，分辨率高，图像质量好。

腹腔镜有各种不同的尺寸和镜头角度。常用的腹腔镜镜体长度为 280～330mm，直径为 1～12mm；常用的镜面视角（镜轴方向与视野角中分线所成角度）有 0°、30°、45°、70°等。临床上最常用直径 10mm、视角 0°或 30°的腹腔镜。

2. 视频摄像系统　视频摄像系统是外科医师的眼睛，能将腹腔镜目镜产生的体内物像（光学信号）转换成电信号，并将其传送至图像处理单元进行必要的处理，形成视频图像信号。

3. 彩色监视系统　在观察系统中，监视器是一个重要的组成部分。医用内镜要求监视器能达到 450～700 线的分辨率。根据手术不同及手术者的习惯差异，监视器的大小一般为 42～65cm 即可满足手术要求。一般认为至少 46cm（18 英寸）的监视器能够符合高质量手术的要求。目前已出现 3D 立体图像监视系统，可以配合相关摄像系统还原立体手术视野，能够帮助手术医师判断深度、距离，是现代腹腔镜的发展方向之一（图 10-3）。

（三）冷光源

纤维光束技术的出现促进了腹腔镜技术的发展，来自卤素灯、金属卤素灯或氙灯的热量通过红外线光谱的滤过作用及光导纤维传送过程而大大减小，不易灼伤组织，因而称为"冷光源"。冷光源可为腹腔镜手术视野提供良好的腔内照明。其中氙灯因其色温接近自然光，灯泡的寿命长，较为常用。常用的冷光源具有手动及自动调光方式，能

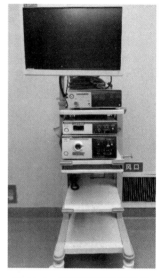

图 10-3　视频图像监视系统

够在手术过程中保持最佳照明状态。同时为提高手术的安全性，手术所用光源系统必须配备备用灯泡，当主灯熄灭时能够自动转换到备用灯泡处，以防止手术意外发生。

另外，还需要连接腹腔镜和冷光源的光缆（又称为导光束），一般用光导纤维导光束。每条光缆可含有多达 10 万根光导纤维，每根光导纤维直径 10～25μm。常用光缆的直径有 1.6mm、2.5mm、3.5mm、4.5mm 等多种规格，选择光缆时应使光导纤维束的直径略大于腹腔镜镜头。由于光导纤维纤细，使用过程中容易折断，故在使用时避免对折，以免损坏光缆影响光线的输送。

二、手术器械

腹腔镜器械多种多样，医师根据不同的专业和需要选择器械。常用器械有气腹针、套管针、双极电凝钳、持针钳、腹腔镜剪刀、各种抓钳、分离钳、高频电刀、电钩、超声刀、缝合针、切割吻合器等。

（一）气腹针

气腹针一端接气腹机供气，一端刺入腹腔充气，是建立气腹必备手术器械。气腹针针芯前端圆钝、中空、有侧孔，可以通过针芯注水、注气和抽吸，以确定气腹针是否已进入腹腔。同时，因其尾端有弹簧，进行穿刺时若遇到阻力，针芯回缩针鞘内，穿刺主要靠针鞘尖端锋利斜面刺破腹壁。

一旦进入腹腔，针芯弹出推开针尖周围的腹腔内组织，这种结构可以在一定程度上减少穿刺时误伤脏器。

（二）套管针

套管针是腹腔镜及器械进入腹腔的通道，套管针中心为器械入口，并有自封瓣膜防止漏气，侧面有阀门用于充气。套管针头部主要有两种类型：一种为圆锥形，因其圆钝，穿刺时不易损伤腹壁血管，但穿刺时较费力；另一种为多刃型（金字塔形），穿刺力小，有切割作用，但会损伤肌肉和腹壁血管。外套管有平滑型及螺旋型，前者易穿刺，后者易固定位置。常用套管针的直径有 5mm、10mm、12mm 等，可根据手术需要灵活选择。

（三）电刀、电钩

腹腔镜手术中的切割、分离和止血等操作常使用高频电刀，使用方法与开腹手术时使用的电刀类似，都是利用了高频电流的热效应对组织进行凝固、分离。高频电刀主机一般有功率显示、预热及冷却标记、电凝时间显示及可看到和听到工作停止的标记等。附件有电针、电刀或电钩等。

（四）腹腔镜剪刀

常用的剪刀有以下几种不同形状。

1. 直剪　双叶均可活动，用于剥离非常有效。然而，有一页固定的直钳更便于进行细微的剥离，尤其当剥离的结构易损伤时。

2. 弯剪　剪叶的弯度可接触 90°的组织，克服了腹腔镜单视角的缺点（图 10-4）。

3. 钩状剪　这是一类适合剪断缝线和连接蒂的剪刀，不适于剥离。

（五）钳类

钳用来钳夹、提举、剥离组织，有时也可用于组织止血。按其功能可分为分离钳和抓。为适应手术需要，目前手术钳多为可拆卸式，由头、杆和手柄三部分组成，便于清洗消毒及各部分单独更换，减少使用费用。多数手术钳的钳叶可 360°旋转，便于手术中定位，其工作原理为推杆式而非交叉式，故无关节外露，减少外露部分刮伤组织。常见的腹腔镜用钳有以下几种。

1. 分离钳　分离钳不能很好地抓住组织，最适合于剥离，也可从组织内将血管完整剥离出来（图 10-5）。

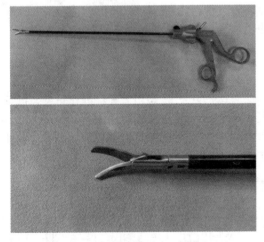
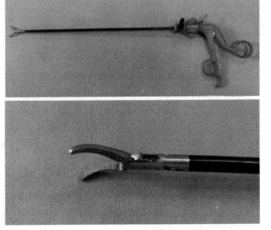

图 10-4　腹腔镜剪刀——弯剪　　　　　　　图 10-5　分离钳

2. 抓钳　抓钳是特为妇科腹腔镜手术设计的无损伤钳，能又好又稳地抓住组织，避免多次钳夹的损伤（图 10-6）。

3. 打结钳　用于腹腔镜手术中推结、打结的操作。

4. 活检钳　已经逐渐被其他类型的钳子代替。

5. 抓取钳　有创伤的 5mm 或 10mm 抓取钳，专为取出切除组织设计。

6. 夹钳　可以是一次性的或可重复使用的。钳夹部分多数由钛制成，但也有可吸收夹钳。

7. 缝合钳　有一个旋转的手枪式手柄。

（六）持针器

类似于传统的持针器，有不同外径和直或弯的活动头，通过被动关闭系统、弹簧控制或齿轮运动挟持缝合针。新近发明的持针器有手柄，手动操作，易于开关（图 10-7）。

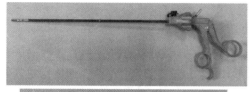
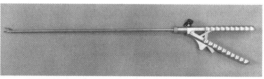
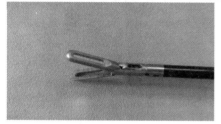
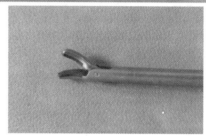

图 10-6　抓钳　　　　　　　　　　　图 10-7　持针器

（七）其他

除上述器械外，还有满足不同需要的牵开器、超声刀、切开刀、切割吻合器、组织粉碎器、标本收集袋、结扎和缝合器械等。

第四节　腹腔镜外科基本操作技术

一、患者的体位

腹腔镜手术野主要靠患者体位和气腹来显露，一般原则是变动患者的体位抬高靶器官并使其周围脏器因重力作用而远离，从而显露手术野。

上腹部手术患者常采用头高足低位，倾斜，肠管在重力作用下移向下腹部盆腔，使手术野显露便于操作，如腹腔镜胆囊切除术、胆总管切开术、胃大部切除术、脾切除术、肝部分切除术等，根据手术所需再行右侧稍上抬或左侧稍上抬的体位。下腹部手术患者一般需采用头低足高位，手术台向头侧倾斜，有利于腹腔内脏移至上腹部，盆腔空虚，利于手术野显露与操作，通常适用于疝修补术、阑尾切除术等。根据手术所需再行右侧稍上抬或左侧稍上抬的体位。

患者有时还可以取膀胱截石位，双下肢分开，膝部稍屈曲，双腿放在支架上，适于做腹腔镜直肠癌前切除。这种体位也适用于行上腹部及甲状腺的腹腔镜手术，持镜者站在患者两腿之间，术者及助手站在患者两侧，便于协助操作。

二、气腹的建立

腹内充气方法有两种，即闭合充气法和开放充气法。

（一）闭合充气法

闭合充气法中气腹针充气法是最常用的方法。穿刺点的选择原则要求插入腹腔镜后便于观察腹腔内手术部位和探查腹腔内其他部位、穿刺点血管少、穿刺点没有与腹壁粘连的肠管。一般多取脐的上缘或下缘为穿刺点。

穿刺时患者仰卧，用两把巾钳在穿刺点的两侧对应钳夹筋膜与皮肤，充分提起腹壁，使腹壁与脏器间有足够的空间，在穿刺点做一纵行（沿腹白线）或弧形（脐上缘或脐下缘）1cm 小切口，用右手拇指和示指轻捏气腹针，进针时腕部用力捻动插入，穿破腹膜后有一落空感。进针过程中不要用力过猛，以防针进入腹腔过深而损伤肠管。要证实气腹针有否刺入腹腔，一是可用注射器抽吸少量水，接上气腹针，水被吸入，说明已刺入腹腔；二是将充气导管与气腹针连接好后，低流量充气，若腹内压在 0.40kPa（3mmHg）左右，也说明已刺入腹腔；三是充气时，注意腹部是否均匀对称膨胀，对称说明已刺入腹腔，不对称则未刺入腹腔。

（二）开放充气法

开放充气法是在穿刺点做一个 2cm 左右的小切口，并逐层切开至切透腹膜，然后用两把巾钳在切口两侧提起腹壁，用 10mm 钝头套管轻轻插入腹腔后，两侧缝线打结，使套管与腹壁固定，同时也防止气体漏出，钝头套管上也设置有进气开关。使用钝头套管充气可避免意外性腹腔肠管的损伤，钝头套管又称哈森（Hasson）套管，这种方法因是在直视下放管，比较安全，因此，只要手法正确，几乎不存在肠损伤的危险。一般多用于腹内有粘连的患者。

三、穿刺套管的置管技术与定位

腹腔镜手术必须建立入腹通道，包括观察镜通道、手术通道及显露通道。观察镜通道就是供插入腹腔镜的通道。手术通道供插入电凝钩、解剖剪、超声刀、切割器，是操作的主要通道，又称"主操作孔"。显露通道供插入无损伤抓钳、牵开器（以牵引显露操作对象），又称"辅助操作孔"。建立入腹通道，首先必须进行穿刺套管的插入。

（一）穿刺套管的插入

常用的穿刺套管有 3 种基本类型，即重复使用的尖头穿刺套管、带安全鞘的一次性穿刺套管、钝头穿刺套管。

重复使用的尖头穿刺套管不带安全鞘，其尖头在整个穿刺过程中始终外露，使用这种穿刺套管做经脐的第一穿刺有损伤腹腔脏器或腹膜后大血管的危险。一次性穿刺套管附有安全鞘，可减少腹腔脏器损伤的概率。第一套管多用来插入腹腔镜，常在脐周，多采用闭合插管法，置管时，用两把布巾钳分别夹住切口双侧的皮肤和皮下组织，并向腹部两侧平拉以固定腹壁，术者用右手掌顶住套管针锥的掌侧膨大部，使针锥尖端突出套管前端以便穿刺，右手示指伸直并放在套管的侧方，以防套管突入腹内过深而损伤腹内脏器，其余四指分别把住套管，用腕力转动和臂力下压套管，当有 1～2 次突破感后，打开套管的侧孔或拔除针锥，如有气体逸出则证明套管已进入腹腔。估计腹内脏器与腹壁有粘连者，可采用开放进腹方法。第二、第三、第四穿刺过程中，由于术者在腹腔镜下直视操作，只要操作得当，一般不会有什么危险。

（二）穿刺套管的定位

穿刺套管的定位对于腹腔镜手术的顺利与否有很大关系。穿刺套管的定位不但要有利于手术，而且要有隐蔽及美容效果。应注意避开腹壁较大神经、血管及膀胱等脏器。穿刺口应尽可能做皮肤横切口，与皮纹方向一致。第一穿刺套管通常供观察镜出入，其位置多选在脐部。经第一套管置入腹腔内的腹腔镜先做腹腔视诊，根据视诊的结果，再决定其他穿刺套管的定位，具体应根据手术来确定。一般来说，大多数腹腔镜手术把观察镜出入套管的位置选在脐部是比较理想的。如果要从不同视角观察手术野时，观察镜也可转至其他套管进入腹腔。手术器械出入孔尽可能选在观察镜出入孔的两侧，根据等分三角原理，两操作臂夹角以直角最为理想，观察镜轴应正好两操作臂夹角等分，这样有利于术者在二维图像上把握方向，操作更为方便。

四、腹腔镜的扶持

观察镜进入腹腔时不应太快，需小心缓慢地进入，定位应选在无关脏器及器械干扰少的地方，影响视野的腹内脏器应通过合适的患者体位或牵开器械移开，避免干扰手术野。摄像头上设有精细的焦距调节钮，可手动调节。观察镜抵达手术部位可获得一个近距离图像，而拉远时获得的就是一个广角或"全景"的图像。

观察镜在腹腔内移动应缓慢而小心，移动太快会使图像错位、抖动，还会使手术组人员产生"晕船症"样感觉。持镜的手要稳，否则图像就会上下晃动，也会使人眩晕。

观察镜面起雾是术中常遇到的问题，原因是腹腔和镜面的温度不同，使水汽在镜面凝集所致，简单的处理办法就是在插入腹腔前先用50℃热水加热镜子，或用防雾液体涂抹镜面，可避免观察镜面起雾。

尽管采用了"冷光源"，光线通过观察镜的导光通道还是会使镜头发烫，如果将腹腔镜镜头直接对准目标，镜头的高温有时可以使手术巾燃烧起来，所以持镜者应随时了解镜头的位置，防止镜头过于紧靠肠管引起肠壁灼伤。

五、分 离 技 术

和常规开放手术一样，腹腔镜手术中分离技术是手术中的最基本操作之一，通过分离把要切除的病变组织与周围的正常组织分离开。有钝性分离、锐性分离、电刀分离、超声刀分离及激光分离、高压水分离。

（一）钝性分离

钝性分离通过用分离钳将要分离的组织分离，也可用分离棒，甚至冲洗管等进行分离。分离时应尽量从能看出的组织间隙或疏松组织开始，用分离钳插入间隙进行扩张，扩张时用力要适度，逐渐进入，避免撕破相邻的血管和脏器。

（二）锐性分离

腹腔镜手术的锐性分离常用长弯剪刀进行。在无或少血管的组织可用剪刀分离、剪开，遇有小血管的组织可先用剪刀夹住，通过电凝凝固后再剪断。锐性分离比钝性分离更精细，操作时要精确，要在视野清晰的前提下进行，避开血管，以免大出血。

（三）电刀分离

电刀分离是腹腔镜外科中最常见的分离方法，它有凝固血管和切断组织作用，大多数情况下用电钩分离。分离时先薄薄钩起要分离的组织，确认无重要的组织结构后再通电电切，切勿大块组织电灼分离及连续通电分离或电凝，以免对周围的重要组织造成热烧伤。如在分离胆囊三角时遇到出血，不要连续或盲目电凝，要吸干渗血、手术野清晰及辨清重要结构如胆总管后，再用间歇电凝或分离。

（四）超声刀分离

超声刀使腹腔镜下胃肠道等操作比较复杂的出血量明显下降，手术时间明显缩短，手术困难度下降，使其推广普及成为可能。在目前腔镜甲状腺手术中，超声刀更显出其无比的优越性。对于2mm以下的小血管，不需要先将血管分离出来，可以选择钝面刀头及中速挡位，使用剪刀型刀头一次剪切开；对于2~3mm的较大的动静脉血管，可采用防波堤技术，即在准备切断处的血管近侧，先用剪刀型刀头进行凝固但不切断，反复进行几次，组织变为白色可确认已经使其血管凝固，根据血管的粗细决定凝固血管的长度，血管较粗的凝固较长，一般可达5~10mm，然后再于拟切断处凝固切断血管。在靠近重要结构（如血管、神经等）分离时，超声刀的功能刀头面要注意避开这些结构，并用快速挡切割分离。

六、结 扎 技 术

腹腔镜手术和常规开放手术一样，管状结构如大血管、胆囊管等需采用结扎的办法。结扎的方式有夹闭法和线环结扎法等。

（一）夹闭法

腹腔镜手术中最简便的结扎方式是夹闭法，夹闭法一般只用于小血管和较细的胆囊管的结扎。有金属夹和生物可吸收夹两种，后者价格较昂贵。金属夹有时会滑脱，因而多用双重夹闭比较稳妥。生物可吸收夹前端有一倒钩，钳夹后不易脱落，因而夹一枚就够了。无论用哪一种夹子，施夹时，一定要判断预夹闭的结构能够被完全夹闭，且夹子应与预夹闭结构相互垂直，勿成斜角。夹闭之前，术者一定要看清楚夹子的尾端，防止误夹预夹闭结构深面的其他组织。施夹钳可以是重复使用的，每次施夹后都要重新装夹；也可是一次性的，设有装夹的"弹匣"，可连续施夹，但价格稍贵。施夹钳可从末端施夹，也可从侧方施夹。

（二）线环结扎法

罗德（Roeder）结带有一根可滑动的缝线，当用线环结扎某结构的一端时，线环可用导入器进入腹腔，这种导入器是一根空心的细管子，线环和预制的 Roeder 结就放在这根管子里。进入腹腔后，线环伸出导入器，悬在待结扎的结构上，用抓持钳穿过此线环提起待结扎的结构，线环就轻轻地滑落在结扎位置上。线结推棒可用来推动 Roeder 结，线结一经推动就会越来越小，最后紧紧地套在待结扎结构上将其扎紧。把线结上多余的线剪掉，去掉导入器后，可再做第二个线环结扎。一般需保留的结构残端要做两道结扎，而欲切除的那一侧末端只需做一道结扎就够了。现已有市售一次性的成套预制线环。多用于腹腔阑尾切除术及胆囊切除术。

（三）体内打结法

随着腹腔镜外科手术范围的不断扩大，原来单纯靠钛夹结扎或体外打结的方法已不能满足应用，体内打结则显得应用更广泛。体内打结也主要是打外科结，与传统打法一样；与开放手术的打结不同之处在于，腹腔镜手术中由于立体视觉变成了平面视觉，原靠双手或传统持针器打结变成了长杆器械远距离操作，这就要求腹腔镜外科医师要通过长时间的训练方能熟练掌握。打结需用两把抓持钳或持针钳，结扎线的短臂置于预结扎结构的某一侧，并处于视野之内，左手抓持钳提起结扎线的长臂，右手抓持钳或持针钳在结扎线的长臂上绕线环后，再用右手抓持钳或持针钳经此线环抓住短臂，左右抓持钳拉紧后即打好了第一个结。将已转至对侧的长臂再绕成线环，短臂穿过此线环做成第二个结，重复此动作便可做出一个三叠结。体内打结，作者的经验是打第一个结时，右手持针钳前端 2cm 置于左手抓持钳提起结扎线的下方绕线环，这样不仅出线容易且绕 2 个线环时不容易掉线，从而提高打结效率。

七、缝 合 技 术

和体内打结法一样，随着腹腔镜外科手术范围的不断扩大，腹腔镜下缝合技术也显得相当重要。初学者在进行临床腹腔镜手术缝合之前，应先在模拟训练设备下做反复的练习。

（一）间断缝合

缝合前，用持针器抓住针眼后的缝线，不要夹住缝针，使其可活动自如，根据针弯度直径的大小，如果针弯度直径偏大，可把缝针稍扳直，然后顺着 10mm 或 5mm 套管纵向滑入，这样缝针就会跟着缝线进入腹腔。

缝针到达缝合部位后，先用左手抓持钳夹住针，再用右手的针持夹在针体的中段，使针尖朝上，左手用无创抓钳抓住欲缝合的组织的边缘，使其有一定张力，便于进针，针尖以适当的角度刺入进针点，右手腕按顺时针方向旋转，将针穿过组织，在适当的出针点穿出，再用左手抓持钳抓住针尖，拔出针。拨出的缝针要放在附近可看得见的地方，以免寻不到针。将针上的缝线渐次拉出组织，直到可以做体内打结时为止，按上一节所述的方法进行体内打结，多余的线头剪断后连同缝针一起移出。注意针移出套管时，持针器也必须夹住针眼后的缝线移出。

（二）连续缝合

连续缝合的第一针与间断缝合是一样的，如果有三个操作孔，助手可以使用一把抓钳帮助拉紧缝合线，防止缝合线不紧；如果只有两个操作孔，在缝合中间，将连续缝合线拉紧后可以暂时用一枚钛夹将缝合线夹住，防止缝合线不紧，再继续进行缝合，待缝合结束打结完成后再将钛夹拿去。连续缝合结束时的体内打结手法和间断缝合时相同。也可在连续缝合结束时，末端夹一枚钛夹或者可吸收夹固定缝合线。

八、切割、吻合与钉合技术

腹腔镜手术中，胃肠等的切除、吻合及疝的修补操作等，不再是应用手术刀及丝线进行，而是要应用腹腔镜的特殊器械，如切割吻合器与钉合器。切割吻合器有两种，一种是线型切割吻合器，一种是环形切割吻合器。

（一）线型切割吻合器钉合法

切割组织时，切割吻合器的长度应足以横跨预切断的组织，闭合的两爪末端应超出该组织一小部分，以确保充分地切割和钉合。如果因组织太厚或切割吻合器太短而无法做到这一点，应越过已钉合的部分再次击发钉合。钉合时切割吻合器要与肠管相互垂直。若只是钉合而不切除组织，则必须在钉合前先取出中间的那把刀刃。

（二）环形切割吻合器钉合法

环形切割吻合器多用于空腔脏器之间的吻合，如直肠癌前切除术、胃切除术、胃减容术等。它有一个可拆开的头部，能导入切断部位的近端，以荷包缝合定位，切割吻合器的主体插入后与头部对合，击发后打出两排钉子，并切掉一小圈组织，完成吻合。器械头外径一般有 20mm、25mm、29mm、31mm、33mm 供选择。

（三）疝修补钉合器钉合法

腹腔镜疝修补钉合器是腹腔镜疝修补的主要器械。一般钉在骨骼（如耻骨结节）及韧带[如库珀（Cooper）韧带]上较为牢固，钉在疏松组织上则效果差些。行疝修补术时，应注意避开腹壁下血管、髂血管和神经。如果钉到血管上，会引起难以控制的出血。损伤生殖股神经，可引起疝修补术后神经痛。

九、手术标本的取出

（一）结石的取出

胆囊切下后可用抓持钳夹住胆囊颈部，和 10mm 套管一起拨出，部分胆囊露出体外后，去掉套管和抓持钳，胆囊颈部用普通血管钳夹住后用剪刀剪开，用吸引器吸净胆汁。如果结石不大，则可直接取出胆囊；如果结石较大，则要借助取石钳，以胆囊作自然取石袋，先将结石取出后，再取出胆囊（结石取出后一般先置入标本取出袋中，与胆囊一起取出）。

（二）实质性脏器的取出

像肝、脾、结肠肿瘤、子宫等实质性脏器取出较为困难，必须延长切口才能取出脏器，考虑到美容及隐蔽性，以延长脐部切口最为适宜。脐部是人们公认的最具隐蔽的地方，加上其位置居中，适当延长弧形切口，只要应用标本袋，术毕紧密缝合腹白线筋膜，不会增加切口感染、切口疝的机会。对于脾、子宫，可在切下来之后，将取物袋放入腹腔内，装入标本，把脐部 10mm 切口延长 1～2cm，抓持钳取出袋口，再用组织钳等伸入袋中，把标本粉碎处理，然后再一点一点取出来，取完后，取物袋也随之取出。对于肝脏肿瘤、结肠肿瘤，将取物袋（如引流袋）放入腹腔内，装入标本后，则必须将脐部切口延长至与肿瘤一般大小，把标本与取物袋一起完整的取出来，不做粉碎处理。标本取出后，缝合切口重建气腹，再继续手术。

十、腹腔镜手术的冲洗

腹腔镜手术中的腹腔冲洗和常规开腹手术中的冲洗有一些不同，它的优点是可以直视冲洗腹腔的各个部位，冲洗效果比较确切，操作比较精细，对腹腔深部、隐藏部位的各个角落（如盆腔、膈顶等）冲洗效果都比较好，通过细长的冲洗管可以有效冲洗干净积液、积血，同时对腹腔其他器官干扰小，冲洗液体不会污染腹壁的切口。气腹状态下，肠管受气体的挤压，腹腔内的液体都流向盆腔等低位间隙，肠管之间一般不会积聚液体，比较容易吸干净腹腔的积液。

第五节　腹腔镜手术并发症

腹腔镜手术的创伤微小并不等于它的手术危险是微小的，腹腔镜手术除了可能发生与传统腹手术同样的并发症以外，还可发生腹腔镜手术所导致的特有并发症。

腹腔镜手术的共有并发症系指在整个腹腔镜手术谱中都可能遇见的一些并发症，这些并发症并不局限于某一确定性的腹腔镜手术中。根据其发生的原因，大致可分为以下两类。

一、腹腔镜手术的特有并发症

此类并发症仅见于腹腔镜手术，而在传统的术式中是不会发生的。这类并发症主要有：①与气腹相关的并发症，如高碳酸血症、皮下气肿、气体栓塞等；②与腹腔穿刺相关并发症，如腹内空腔或实质性脏器损伤，腹膜后大血管损伤等，经穿刺孔疝出的戳孔疝也应归于此类并发症；③腹腔镜专用手术器械性能缺陷或使用不当所致的并发症，如电热损伤引起的胆管缺血性狭窄、高频电流的"趋肤效应"造成的空腔脏器穿孔。

二、腹腔镜手术的传统并发症

此类并发症本质上与传统术式的并发症是一致的，但其发生的原因、概率、严重程度、处理办法及转归却又不尽相同，如切口与腹内感染、肿瘤手术后的腹内或腹壁种植、胆道损伤、手术后出血等。

第六节　腹腔镜新进展

伴随腹腔镜技术的进一步发展，4K超高清、荧光腹腔镜及达芬奇机器人逐渐应用于临床。

一、4K超高清腹腔镜

4K腹腔镜分辨率更高，显像更加清晰真实，且优于裸眼所见的手术视野并呈现于大屏幕中，使术者更精准操作。

二、荧光腹腔镜

荧光腹腔镜显像技术的应用可以显著提高腹腔镜肝脏肿瘤切除的精准水平。荧光显像辅助肝脏肿瘤切除术，要求患者在手术前24～72h注射吲哚菁绿，吲哚菁绿是一种能被机体完全代谢，安全可靠的荧光造影剂，吲哚菁绿进入机体后在肿瘤细胞与肝细胞中代谢速率不一致，通过荧光模式可见肝脏肿瘤显影，从而确定肿瘤边界和手术切除范围，使手术更加精准、彻底，为术后患者长期存活提供重要保障。

三、达芬奇机器人手术系统

达芬奇机器人手术系统是目前最先进的机器人手术平台，2000年获美国食品药品监督管理局（FDA）认证后正式成为在医院手术室中使用的机器人手术系统。达芬奇机器人手术系统由3部分组成，即术者控制台、床旁机械臂车和视频系统。手术过程中术者可以通过转换器将指令传递给机器人的两个手臂操作手术器械，按遥控指令进行切割、分离、止血、结扎、缝合等外科操作。与传统腹腔镜手术系统相比，手术机器人系统具明显优点：提供术者高清晰、立体的手术视野，符合人类工程学，让术者拥有和肉眼一样的立体式感觉，可以清晰准确地进行组织定位和器械操作；仿真手腕手术器械可以模拟人的手指的灵活度，同时消除不必要的颤动，所以手术器械完全达到人手的灵活度和准确度，可以进行人手不能触及的狭小空间的精细手术操作；术者使用含手足操作装置的医师控制台，操控精密机器手臂及 3D 摄影内视镜，操作方式完全尊重医师开放手术操作方式，无须长时间的培训和学习；一个术者就可以完成一个腔镜手术团队的全部工作，减少术者和助手的配合，更容易实现术者的意图；术者采取坐姿进行系统操作，舒适的坐势有利于长时间复杂的手术，减少疲劳。患者受益良多，切口变小、康复时间缩短、住院天数减少。对大多手术而言，恢复时间大幅缩短，患者可快速地恢复日常作息。

第七节　试题精选与答案

1. 腹腔镜手术有哪些优点？
2. 常用的腹腔镜设备及手术器械有哪些？

答案

1. 腹腔镜手术的优点包括：①对腹腔脏器干扰少；②无须用手术牵引器牵拉腹壁，组织创伤轻；③无须触摸、挤压肿瘤，避免肿瘤转移；④腹腔镜有放大作用，使手术视野更清晰，血管解剖和淋巴结清扫更精准，手术出血更少；⑤手术后应急反应轻，对机体免疫干扰小。由于以上原因，腹腔镜手术后患者疼痛轻，下床活动早，胃肠功能恢复快，住院时间短，术后并发症少，伤口小美而观，心理创伤小。

2. 常用腹腔镜设备及手术器械包括气腹形成系统（气腹机）、摄像成像系统（腹腔镜、冷光源、监视器、摄像机、光缆）、动力系统（高频电流发射器、激光、内凝固器、超声刀）、冲洗吸收系统，以及其他手术器械（气腹针、套管针、腹腔镜剪刀、持针器、手术钳等）。

（成　雨　周　全）

第十一章 动物实验

第一节 课程教学目标

外科学总论是从基础医学课程过渡到临床医学课程的桥梁,帮助医学生顺利完成由学校学习到临床学习及临床工作过渡的重要课程。外科学总论兼顾理论和实践,一方面,实践需要理论作指导,另一方面理论又必须在实践中理解、巩固和提高。外科动物手术教学给理论和实践结合提供了一个最好的平台,是外科教学中不可缺少的重要环节。在医学生的成长过程中,外科动物手术对临床思维能力的培养、手术整体意识的增强、无菌操作观念的培养、外科手术技能的锤炼及人文伦理素养的提升均具有十分重要的意义。

一、知 识 目 标

1. 能够详述手术部位的解剖层次及解剖特点。
2. 可详述动物手术过程。
3. 通过动物实验及自学相关资料,能够了解并大致梳理人体的手术步骤。
4. 可列举手术中无菌术的应用。

二、能 力 目 标

1. 熟练使用基本外科手术器械。
2. 灵活应用手术基本操作技能,如切开、止血、单手打方结、器械打结、单纯缝合、荷包缝合。
3. 能够配合团队完成手术。
4. 通过实验,进一步熟练应用以下技术,如无菌操作技术、实验动物的手术前准备、实验动物麻醉。

三、素质(德育)目标

1. 通过实验,强调实验动物的特殊性与不可替代性,塑造学生敬畏生命、感恩奉献的精神品质。
2. 培养学生以患者为中心,爱护患者、尊重患者的品质。
3. 在繁杂细致的手术操作中,帮助学生体会外科医师的职业特点,激发学生的职业认同感与社会使命感。

(王惠君)

第二节 实 验 动 物

在外科动物手术教学实践过程中,要求学生模拟临床,将动物视为患者对待,培养并提升学生的人文伦理学素养,强化对生命敬畏意识的培养,使学生养成善待动物、尊重生命的良好习惯,在学生的内心深处植入良好医德的种子,为其今后的临床医学生涯奠定人文伦理基础。因此,在进行外科动物手术之前,学生应先了解关于实验动物的知识。

一、实验动物的分类

（一）实验动物

实验动物是指经过人工培育或改造的动物，其携带的微生物可以控制，遗传背景明确，具有较强的敏感性、较好的重复性和一致的反应性，可用于科学实验、药品及生物制品生产和鉴定等活动。

（二）经济动物

经济动物或称家畜家禽，是指作为人类社会生活需要（如肉用、乳用、蛋用、皮毛用等）而驯养、培育、繁殖生产的动物。其中一部分经济动物经过培育可以作为实验动物使用，其品质不是很高。

（三）野生动物

野生动物是指作为人类需要，从自然界捕获的动物，是没有进行人工繁殖、饲养的动物。

二、实验动物的选择原则

（一）相似性原则

相似性原则是指利用某些动物与人类的某些功能、代谢、结构及疾病相似的特点选择实验动物，去探索人类疾病发病机制，寻找预防及治疗方法。

（二）特殊性原则

特殊性原则是指利用不同种系实验动物机体存在的特殊构造或某些特殊反应，选择解剖、生理特点符合实验目的和要求的动物，有时这种选择是保证实验成功的关键。恰当地使用具有某些解剖生理特点的实验动物，有时还能大大地减少实验准备方面的麻烦，降低操作难度

（三）标准化原则

标准化原则是指动物实验中选择和使用与研究内容相匹配的标准化的实验动物。为了保证生物医学研究实验结果的准确性和重复性，使用标准化实验动物是极其重要的。只有选用经遗传学、微生物学、环境及营养控制的标准化实验动物，才能排除微生物及潜在疾病对实验结果的影响，排除因遗传污染而造成的个体差异。

（四）经济性原则

经济性原则是指尽量选用容易获得、价格便宜和饲养经济的动物。实际工作中，选择实验动物还必须考虑课题经费有限性这一因素。在不影响整个实验质量的前提下，尽量做到方法简便和降低成本。这就涉及到选用易于获得、最经济和最易饲养管理的实验动物。

三、实验动物的分级

根据实验动物微生物控制标准，可将实验动物分为4级。

（一）普通动物

普通动物又称一级动物，是指未经积极的微生物控制，只要求不携带主要人兽共患病和动物烈性传染病病原的动物。普通级实验动物一般是在开放环境下饲养，要达到上述要求，也应在饲养管理中采取一系列相应的措施，包括建立消毒防疫制度、建立并遵守动物房操作规程等。普通动物目前广泛应用于教学实验、预实验，不适合进行科学研究。

（二）清洁动物

清洁动物又称二级动物，在微生物控制方面，比普通动物要求严格，要求必须不带有人兽共患病原和烈性传染病病原及常见传染病病原，即无传染病的健康动物。清洁动物一般饲养在动物饲养室内，种系清晰，是我国目前主要使用的质量控制等级的动物，已被广泛地应用于大多数领域的动

物实验之中。

（三）无特定病原体动物

无特定病原体动物简称 SPF 动物，是我国规定的三级实验动物，指动物体内外不带有特定的微生物和寄生虫，或在清洁动物的基础上，不带有对实验有干扰的微生物，但又不是绝对无菌的动物。SPF 动物按纯系要求繁殖，多是经剖宫产获得，并饲养在屏障系统内、超净生物层流架内，实行严格的微生物控制。SPF 动物质量高，适合进行长期慢性实验，实验结果可靠，是国际公认的标准的实验动物。目前已广泛应用于药理学、毒理学、肿瘤学、免疫学、传染病学、多种诊断血清和疫苗的生产，以及生物制品的检定中。

（四）无菌动物

无菌动物又称四级动物，是指用现有技术手段从动物体内外检查不到任何活的微生物和寄生虫的动物。无菌动物的产生是来源于无菌条件下，用无菌饲料、饮水饲养的动物，或经剖腹取胎后，转移到无菌条件下饲养的动物。无菌动物在生物医学研究中具有独特的作用。

四、外科常用实验动物

外科实验动物是为研究外科的医疗、教学和科研的需要而选用的动物，大部分是一级至三级的动物。一般用于教学的实验动物多选用解剖结构与人类近似的动物，目前最常使用的动物有家兔、犬和猪。

（一）家兔

家兔性情温顺，胆子小。虽然家兔体形较小，但耳朵大，家兔耳上血管清晰，静脉麻醉容易。家兔腹壁较薄，腹部手术开腹时须把控力度，以免用力过猛损伤内脏。家兔的胃为单室胃，胃底特别大，形状犹如一个大的马蹄形囊袋，横卧于腹腔的前部。家兔的盲肠非常发达，长约 60cm，且粗大呈袋状，占整个腹腔的 1/3 以上。在盲肠末端移行有长约 10cm，管径变细而无分节的弯曲蚓突即类似于人体的阑尾，管壁较厚。故家兔常用来做开腹、关腹手术及胃部手术和阑尾手术的实验动物。

（二）犬

犬的腹壁结构与人体基本相似，由浅及深依次为皮肤、皮下组织、腹外斜肌、腹内斜肌、腹横肌和腹直肌，深层为腹膜。犬胃与人体胃的解剖相似，由贲门、胃底、胃体、胃窦和幽门组成。犬的肠管比其他动物的肠管短，肠壁厚度与人体肠管相似，适合于模拟人体肠道切开或吻合手术。犬的盲肠是回肠与升结肠交接部的标志，长 6～8cm，其尖端一般指向回肠末端的右后方，内径较粗，黏膜内含有许多孤立淋巴结。模拟人体阑尾切除术就是切除此段盲肠。故犬适合于练习开腹、关腹手术及胃肠手术、阑尾手术。

（三）猪

猪为杂食性动物，其消化系统与人类极为相似，所以常用适龄（6 月龄左右）小型猪做动物实验研究。一般来说，家养猪比较肥胖，皮下脂肪多，真皮层较厚，不宜用于实习时练习剖腹术，但是猪的某些离体器官可用于练习手术基本操作，如猪肠管适合于练习切开、缝合、吻合等操作。

五、外科常用实验动物的抓取和固定

实验动物的抓取和固定是动物实验操作中一项最基本的技术。其基本原则是：保证人员绝对安全，防止动物意外损伤，禁止粗暴对待动物。在进行实验时，为了不损伤动物的健康，不影响观察指标，并防止被动物咬伤，首先要限制动物的活动，使动物处于安静状态，工作人员必须掌握合理的抓取、固定方法。抓取动物前，必须对各种动物的一般习性有所了解，根据其生活习性采用相应的抓取、固定方法。抓取时先慢慢友好地接近动物，并注意观察其反应，让动物有一个适应过程。抓取时的动作力求准确、迅速、熟练，争取在动物感到不安之前抓取到动物。现按动物种类分别进行叙述。

（一）家兔的抓取固定法

家兔比较容易驯服，一般不咬人，但家兔爪尖利，应防止在家兔挣扎时被抓伤皮肤。常用的抓取方法是先轻轻打开笼门，切勿使家兔受惊，随后伸手入笼内，从头前阻拦家兔跑动。然后一只手抓住家兔的颈部皮毛，将家兔提起，用另一只手托其臀，或用手抓住背部皮肤提起来，放在实验台上，即可进行采血、注射等操作。应该避免抓取家兔耳、腹部或者四肢，以避免造成损伤。在进行手术前，将家兔麻醉后仰卧置于手术台上，四肢用绑带固定在手术台边固定柱上。家兔头可用兔头夹固定，还可以用一根粗棉绳牵引家兔上颌两只门齿后系在手术台的固定柱上。

（二）犬的抓取固定法

用犬做实验时，为防止其咬伤操作人员，一般先将犬嘴绑住。如毕格犬或驯服的犬能主动配合实验人员，先轻轻抚摸其颈背部皮毛，然后迅速用布带绑住犬嘴。绑扎犬嘴布带迅速兜住犬的下颌，绕到上颌打一个结，再绕回下颌打第二个结，然后将布带引至头后，颈项部再打两个结，这样将犬嘴捆绑牢固，注意松紧要适宜。如抓取时动作温柔，犬一般不会攻击人。未经驯服的犬可先用长柄捕犬夹钳夹住其颈部，将犬按倒在地，再绑扎其嘴，如果实验需要麻醉，可先使动物麻醉后再移去犬夹。当犬麻醉后，要松开绑嘴布带，以免影响呼吸。

犬的固定也可先将犬麻醉后，采用头部固定和四肢固定法。头部固定可用圆形铁圈的犬头固定器，铁圈中央有一弓形铁，与螺丝棒相连，下面有一根平直铁闩，操作时，先将犬舌拉出，把犬嘴插入固定的铁圈内，再用平直铁闩横贯于尖牙后部的上下颌之间，然后向下旋转螺丝棒，使弓形铁逐渐下压在犬的下颌骨上，把铁柄固定在实验台的铁柱上即可。四肢固定法与家兔相同。

（三）猪的抓取固定法

猪体型大，力气大，难以控制，猪齿锋利，容易伤害固定者，因此，在抓取猪时要注意保护自己。最有效的方法是固定者双手抓住猪的双后肢的小腿部，提起后腿，使猪无法移动，助手再用橡胶带将其固定或注射麻醉药。猪亦可采用挤压式不锈钢笼固定法。

六、实验动物的手术前准备

手术前对动物应做全面的检查，包括全身的一般观察、体温检查、脉搏和呼吸检查等。应提前 3 天将准备手术的动物放在单独的饲养笼饲养，使其适应新环境，并进一步观察其精神状态。凡经术前检查确定实施手术治疗的动物，要进行反复清洗、刷拭，去掉脱落的被毛和其他污物，以减少污染切口的机会。对手术区应先剪毛，而后剃毛或用脱毛剂脱毛。剃毛或脱毛的范围，可根据手术的大小难易程度考虑，一般均应超出切口范围 10~20cm。对臀部、泌尿生殖部及其邻近部位手术时，除上述清洗、剪毛、剃毛等准备外，事先还应进行灌肠和导尿，以避免手术中污染手术切口。

为避免麻醉和手术过程中发生呕吐，大动物如猫、犬、猪，以及非人灵长类动物等，手术前 10~12h 应禁食，注意所有动物需要提供饮水直到麻醉诱导前 60min。如果动物摄水减少，或者出现呕吐、腹泻、出血，必须进行手术前的补液治疗。用犬做长时间实验前 1h 应灌肠，以排除积粪。啮齿类动物和家兔因无呕吐反应，手术前不需要禁食、禁水，但若需施行胃肠道手术，为提高手术质量，手术前均应禁食。麻醉前动物均应称重，既有利于帮助准确计算用药剂量，又可以帮助评价手术后的体重变化。

七、实验动物的麻醉

麻醉的基本任务是消除实验过程中所致的疼痛和不适感，保障实验动物的安全，使动物在实验中服从操作，确保实验顺利进行。实验动物的麻醉可分为全身麻醉和局部麻醉两种类型。在选择麻醉方法时，应根据实验要求、动物的种属特性及客观条件选择安全、有效、简便、经济又便于管理的方法。由于动物不易配合手术，所以实际操作中常常选择动物全身麻醉，包括静脉麻醉、腹腔或肌内注射麻醉、吸入麻醉等。偶有手术选择局部麻醉、复合麻醉或气管插管全身麻醉。

（一）全身麻醉

全身麻醉是指麻醉药经呼吸道吸入或静脉、肌内注射，产生中枢神经系统抑制，呈现神智消失、全身无疼痛感觉、肌肉松弛和反射抑制等现象。其特点为抑制深浅与药物在血液内的浓度有关，当麻醉药从体内排出或在体内代谢破坏后，动物逐渐清醒，不留后遗症。全身麻醉方法常用的主要有吸入麻醉和注射麻醉。

1. 吸入麻醉　吸入麻醉是将挥发性麻醉药或气体麻醉药，由动物经呼吸道吸入体内，从而产生麻醉效果的方法。吸入麻醉药物常见的有二氧化碳、氟烷、异氟烷、甲氧氟烷、安氟醚、乙醚等，其中以乙醚最为常用，这是由于乙醚具有麻醉性能强、安全范围广、肌松效果好、使用方便、价格便宜等优点。所要注意的是乙醚对动物呼吸和循环的抑制与麻醉深度有关，因此，在使用过程中一定要严密观察。

小动物实验可使用麻醉瓶进行麻醉。密封透明的玻璃容器中放入 1cm 高度麻醉药，然后放入棉球，将实验动物放入，隔 4～6min 即可麻醉。当发现动物肌肉松弛、四肢紧张性明显降低、角膜反射迟钝、皮肤痛觉消失时，可取出动物进行手术。在麻醉变浅时可将浸润麻醉药的口罩或者装有麻醉药棉球的小烧杯套在动物口鼻上补充麻醉。犬和猪等大动物在做时间长的实验时，可用麻醉机进行气管插管法吸入麻醉。吸入麻醉过深则可能发生窒息，应暂停吸入，等呼吸恢复后再继续吸入。使用吸入麻醉药时应特别注意实验人员的安全。

2. 注射麻醉　注射麻醉又称非吸入麻醉，是一种既简单方便，又能使动物很快进入麻醉期，而且无明显兴奋期的方法。注射麻醉常采用的注射方法有静脉注射、肌内注射、腹腔注射等。静脉注射、肌内注射多用于较大的动物，如家兔、猫、猪、犬等。腹腔注射多用于较小的动物，如小鼠、大鼠、沙鼠、豚鼠等。家兔、猫、猪由耳缘静脉注入，犬由后肢静脉注入，小鼠、大鼠由尾静脉注入。肌内注射的部位多选臀部。腹腔注射的部位约在腹部后 1/3 处略靠外侧（避开肝和膀胱）。由于各种动物对麻醉药的作用长短以及毒性的差别，注射时，一定要控制药物的浓度和注射剂量。给药几分钟后动物倒下、全身无力、反应消失，表明已达到适宜的麻醉效果，是手术最佳时期。接近苏醒时，动物四肢开始抖动，这时如果手术还没完成，要及时将麻醉瓶放在动物口、鼻处，给予辅助吸入麻醉。常用的静脉注射麻醉药有以下几种。

（1）硫喷妥钠：硫喷妥钠为黄色粉末，有硫臭，易吸水，遇空气或水溶液不稳定，故一般需现用现配，常用浓度为 1%～5%。硫喷妥钠做静脉注射时，由于药液迅速进入脑组织，故诱导快，动物很快被麻醉。但苏醒也很快，一次给药的麻醉时效仅维持 0.5～1h。犬静脉注射剂量为 20～25mg/kg，家兔静脉注射剂量为 7～10mg/kg。推注速度以每秒 0.2ml 为宜。此药对胃肠道无副作用，但对呼吸有一定抑制作用，多用于全身麻醉诱导或与其他药物复合使用。腹腔注射对腹膜刺激过大，以不用为佳。

（2）戊巴比妥钠：该药属短效巴比妥类药物。一次给药的有效时间可持续 3～5h，适合一般实验要求。戊巴比妥钠为白色粉末，使用时配成 1%～3%生理盐水溶液，必要时可加温溶解，配好的药液在常温下放置 1～2 个月可保持药效。静脉一次注射，犬用 30mg/kg，家兔、鼠用 30mg/kg，腹腔注射剂量增加 20%，可维持 2h 有效全身麻醉，但动物个体间差异颇大。过去此药曾广泛用于实验动物，但其对呼吸和循环系统都有严重抑制，导致实验动物死亡率较高，并且镇痛效果差，恢复时间长，已逐步被其他麻醉药代替。

（3）氯胺酮：本品为苯环己哌啶的衍生物，其盐酸盐为白色结晶粉末，溶于水，微溶于乙醇，pH 为 3.5～5.5。适用于大多数实验动物的基础麻醉，肌内、腹腔或静脉注射皆可。与地西泮（安定）合用时，对绵羊、灵长类动物、猪、犬、鼠和啮齿类动物产生外科麻醉非常有用。对所有动物，都应使用阿托品或格隆溴铵（胃长宁）与氯胺酮合用来减少支气管和唾液腺的过度分泌。

（4）水合氯醛：作用特点与巴比妥类药物相似，能起到全身麻醉作用，是一种安全有效的镇静催眠药。其麻醉剂量与中毒剂量很接近，所以安全范围小，使用时要注意。其不良反应是对皮肤和黏膜有较强的刺激作用。麻醉持续时间长，深度较浅，苏醒期常有激惹现象。一般只用于不要求存活的、刺激较轻的手术。

（5）乌拉坦：乌拉坦又称氨基甲酸乙酯，外观为无色结晶或白色粉末。此药是比较温和的麻醉药，有效麻醉时间可长达 6～10h，对于深度外科麻醉，呼吸及循环均无明显抑制。多数实验动物都可使用，更适合于小动物。一般用做基础麻醉，如实验全部过程都用此药麻醉时，动物应注意保温。使用时常配成 20%～25%水溶液，犬、家兔静脉或腹腔注射 0.75～1g/kg。但此药本身有致癌作用，不能用作与肿瘤有关的实验。工作人员亦应小心，禁止长期接触。使用此药的动物，用后即作为有害废弃物，严格按照规定深埋或做其他无害处理。

（二）常用全身麻醉药的剂量与用法

外科实验动物常用全身麻醉药的剂量与用法见表 11-1。

表 11-1 常用全身麻醉药的剂量与用法

药物	动物	剂量（mg/kg）	给药途径	维持时间
硫喷妥钠	家兔	7～10	i.v.	15～30min
	犬	20～25	i.v.	
	猪	9～10	i.v.	
戊巴比妥钠	家兔	25～30	i.v.	2～4h
	犬	25～30	i.v.	
	猪	20～30	i.v	
氯胺酮	家兔	44	i.m.	3～4h
		15～20	i.v.	
	犬	20	i.m.	
		10	i.v.	
	猪	10～15	i.m.	
水合氯醛	犬	125	v	3～4h
	猪	100～200	i.v.	
氨基甲酸乙酯（乌拉坦）	家兔	750～1000	i.v.	2～4h
	犬	750～1000	i.v.	

i.v.为静脉注射，i.m.为肌内注射

八、实验动物手术后复苏与管理

动物外科手术成功与否，不仅仅是指手术本身是否顺利完成，良好的手术后护理和手术后各种意外情况的及时处理也是至关重要的。动物由于手术的影响，使原来平衡的机体、功能状态发生一系列的变化，饮食等功能也受到了不同程度的影响。因此，为确保动物外科实验研究达到预期目的，实验者应注意以下动物护理和环境管理。

（一）一般护理

1. 全身麻醉的动物，手术后宜尽快苏醒，过多拖延时间，可能导致某些并发症，特别是大动物，由于体位的变化，会影响呼吸和循环等。在全身麻醉未苏醒之前，由专人看管。在手术后麻醉苏醒期，动物通常需要一个特殊的苏醒场所。苏醒场所应具备动物苏醒需要的环境条件，为需要苏醒存活的动物提供极大的关心和照顾。

2. 全身麻醉后的动物体温降低，应使用保温垫料，大动物可披上毯子或棉被，以利于保温，防止感冒。

3. 术后 24h 内严密观察动物的体温、呼吸和心血管的变化，若发现异常，要尽快找出原因。对较大的手术也要注意评价手术动物的水和电解质变化，及时给予纠正。

4. 术后并发症。手术后注意早期休克、出血、窒息等严重并发症，有针对性地给予处理。

5. 手术后要尽量保持安静。能活动的手术动物，2~3 天后就可以进行户外活动，开始时时间宜短，而后逐步增多，以改善血液循环，促进功能恢复，并可促进代谢。虚弱的手术动物不得过早、过量运动，以免导致手术后出血和缝线断裂而影响愈合。四肢骨折、肌腱和韧带的手术，开始宜限制活动，以后要根据情况适度增加练习。犬和猫的关节手术，在手术后一定时期内进行强制人工被动关节活动。四肢骨折内固定手术后，应当做外固定，以确保制动。

（二）手术后动物观察环境的要求

动物在完全清醒后才可送回动物室。动物室的环境要求清洁、安静、温暖、光线柔和。室温可保持在 25~30℃。铺垫物应柔软、吸水、无尘埃，并应经常更换、消毒，以保持动物皮肤和被毛干燥，防止手术部位的感染、化脓等。

（三）预防和控制感染

手术后是否发生感染决定于无菌技术的执行和患病动物对感染的抵抗能力。而护理不当也是手术后感染发生的重要原因。几乎所有动物都不可避免地发生粪尿污染伤口，因此，保持动物室干燥，勤换垫料，清除粪便，保持伤口清洁，围手术期使用抗生素在一定程度上可减少感染的危险性。

（四）手术后动物的饲养与管理

动物由于受手术的刺激或损伤，食欲降低，甚至丧失，实验者除了应细心观察动物的饮食状态外，还应尽可能地使动物恢复食欲，尽量让动物自由饮水和摄入一些营养物质来补充机体需要。暂时丧失了摄食功能的术后动物应及时经静脉输液或经其他途径，如皮下注射、腹腔注射补液的方法给予一定量的能量物质，以补充体力，直至恢复摄食功能。犬和猫的消化道手术，一般于 48~72h 禁食后，给半流体食物，再逐步转变为日常饲喂。对非消化道手术，术后食欲良好者，一般不限制饮食，但一定要防止暴饮暴食，应根据病情逐步恢复到日常采食量。

（赵豹猛）

第三节　开腹、关腹技术

切开、关闭是外科手术的基本操作技术。解剖结构认识不足、操作不当可导致严重损伤及术后并发症，甚至危及患者生命。本实验以家兔腹部正中切口为例，讲解切开、关闭的常规步骤、技术要点，同时帮助学生培养良好的无菌观念、团队精神及爱伤意识。

一、实验动物、器械与耗材

（一）实验动物

实验动物为 2.5kg 左右成年雄性日本大耳兔。

（二）手术器械

器械包括动物手术台、无影灯、剃毛器、卵圆钳、无菌碗、组织镊、有齿镊、直血管钳、弯血管钳、手术刀柄、持针器、组织剪、线剪、甲状腺牵开器。

（三）手术耗材

手术耗材包括绑绳、20ml 注射器、25%氨基甲酸乙酯溶液、等渗盐水、碘伏棉球、乙醇棉球、洞巾、纱布、圆针、皮针、手术刀片、缝线、胶布（图 11-1、图 11-2）。

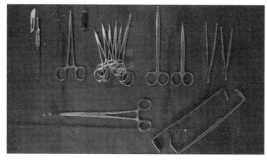

图 11-1 部分器械

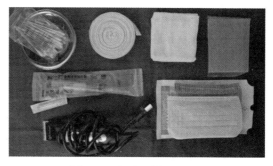

图 11-2 部分器械、耗材

二、实验人员准备

本实验适于 3～4 人共同完成，包括 1 名主刀、1 名器械护士、1～2 名助手。所有人手术前于动物手术室配套的更衣室更换刷手衣和清洁鞋，戴帽子、口罩。手术前常规进行手及手臂消毒，穿手术衣、戴无菌手套进行手术。

三、基 本 准 备

（一）麻醉

详见本书动物手术麻醉章节。

（二）手术区域的备皮

兔麻醉成功后，使用剃毛器逆毛发方向去除手术区域及其附近毛发。注意动作轻柔，勿损伤皮肤。备皮范围：上至剑突，下至耻骨联合上缘，两侧至髂前上棘垂线。用记号笔自剑突起始沿腹正中线标注一个长 5～8cm 的预定手术标记。

（三）固定

将实验动物仰卧位固定于动物手术台（图 11-3）。

（四）消毒、铺巾

第一助手在手及手臂消毒后进行手术部位消毒、铺巾。以预定手术标记为中心，使用卵圆钳夹持碘伏棉球，由内向外消毒三遍，消毒范围依次减小。消毒完成后铺洞巾，仅显露上腹部手术区域。

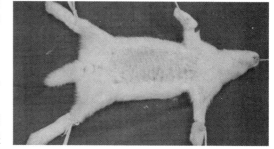

图 11-3 手术体位

四、开 腹

（一）切开皮肤

切开前用乙醇棉球再次消毒预定手术切口位置。主刀与第一助手配合，用左手垫干纱布绷紧切口两侧皮肤，同时第一助手右手固定切口上侧皮肤，增加手术区域皮肤张力利于切开。主刀持刀垂直于皮肤表面进刀，至皮下后倾斜 45°，使用刀腹切开皮肤到达预定切口终点，垂直出刀。切开皮肤时应注意：主刀与第一助手按压皮肤的力度一致，防止出现切口两侧皮肤偏移，力度保持切开部位皮肤张力即可，以免力度过大使内部组织集聚在切口下发生损伤；保持切开方向稳定，防止出现"葫芦状""锯齿状"切口；注意切开力度，一次切开一层组织为宜，力度过小导致切面多层划伤，不利于愈合，而用力过大则可能造成内部组织误伤（图 11-4）。

（二）切开浅筋膜

兔浅筋膜较薄，毛细血管丰富，如有出血可使用盐水纱布压迫止血，或用血管钳尖端钳夹止血点止血，必要时结扎止血。

（三）切开腹白线、腹膜

主刀与第一助手用血管钳轻轻提起上腹正中腹白线两侧组织，主刀沿腹白线用刀尖切开，显露腹膜。用血管钳轻轻提起腹白线两侧的腹膜，注意不要夹持到内脏组织，用刀腹在腹膜上开一小口。主刀与第一助手相互配合提起腹膜与腹白线，用组织剪从腹膜开口沿腹白线方向分别向上、向下延续切口至预定剪开腹膜位置。因切口较小，不能使用正常尺寸的挡肠板，可将镊柄代替挡肠板于切口下挡开内脏，保护腹腔脏器（图 11-5）。

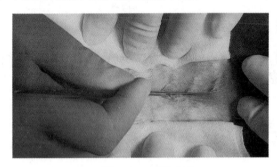

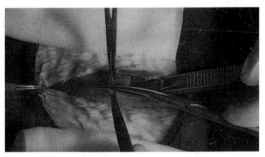

图 11-4　切开皮肤　　　　　　　　　　图 11-5　开腹

（四）开腹注意事项

开腹时钳夹腹壁组织是主刀与第一助手钳夹对侧组织后再相互交换器械，避免直接钳夹己侧组织时因遮挡视野损伤内部脏器；组织剪开腹时要轻翘剪刀头端，避免损伤腹腔脏器；腹膜切口起、止点应与皮肤切口对应。

开腹后探查腹腔，熟悉兔腹腔内解剖。练习其他相关手术操作。

五、关　腹

1. 因兔腹壁较薄，一般分两层关闭。内层为腹膜及腹白线，使用单纯连续缝合关闭；外层为皮下组织、皮肤，使用单纯间断缝合关闭。

2. 检查腹腔内无活动性出血及其他异常，清点器械、纱布等手术用品无误后方可关腹。

3. 将腹膜切口上缘与腹白线切口上缘对齐，用血管钳一起夹住提起。在钳尖远侧约 0.5cm，距切缘 0.5～0.8cm 开始做单纯连续缝合。注意单纯连续缝合以后各针的张力均有赖于第一针的强度，故第一针的缝合非常重要。为避免切口疝，务必注意由越过切口端点位置起始，针距适当，缝合确实，打结牢靠。

4. 第一针打结后，助手牵引缝线轻轻提起腹膜，用镊柄挡开腹腔内组织，既可以显露手术野利于操作，又保护腹腔组织减少误伤。主刀与第一助手配合进行单纯连续缝合。每缝合一针，助手都需要帮助主刀出线、提线，并保持缝线在缝合过程中始终保持适当的张力，使缝合的腹膜对合良好（图 11-6）。

5. 切口尾端的缝合与切口始段相同，用血管钳同时夹起腹膜、腹白线，在血管钳尖端远侧约 0.5cm 缝合最后一针，打结，剪线。

6. 再次清点器械、纱布等手术用品，无误后，换用皮针，距切缘 0.5～0.8cm 单纯间断缝合关闭皮肤、皮下组织（图 11-7）。注意打结时应将结扣固定于切口一侧。缝合结束后检查切口对合情况，覆盖无菌纱布，胶带固定。

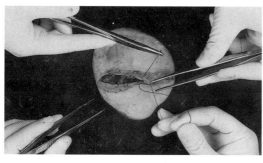
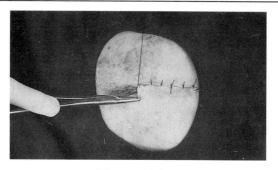

图 11-6 关闭腹膜、腹白线 　　　　　　　　　　图 11-7 缝皮

六、收　　尾

将实验动物统一回收至实验动物中心。可重复利用的器械,如刀柄、手术剪等,清洗干净后进行高压灭菌;动物手术台清洗干净后消毒。一次性耗材,如缝针、注射器针头、刀片等锐器回收至锐器盒后妥善处理;洞巾、纱布、手套等实验结束后回收到黄色医疗废物桶,统一处理。

七、注 意 事 项

1. 严格遵守动物手术室管理制度,实验过程始终坚持无菌原则。手术过程中严格执行操作规范,培养良好的手术习惯。

2. 手术小组成员分工合作,各司其职,相互配合。本手术为外科手术的基础,使用的都是外科手术常用器械和手术基本操作技术。在学生的实验过程中发现各手术小组的手术时间、手术效果千差万别。分析出现这种结果的原因,除去个人操作技能的熟练程度因素外,最主要的就是团队能否较好地进行配合。所以各手术小组需手术前认真预习手术步骤,各成员进行细致分工;手术中每个人都应有主动配合的意识,如主刀在结扎出血点,助手就要有准备剪线的意识,避免现用现找器械浪费手术时间。

3. 操作手法应准确、轻柔、迅速,体现爱伤意识。开腹时应严格遵循操作步骤,以免损伤内部脏器。如过度牵拉腹壁或脏器易引起牵拉反射造成动物不适,并可能造成误伤等严重后果。

4. 正确使用手术器械,注意每个手术器械的正确握持姿势及使用范围和禁忌。如用血管钳进行止血时,应仅用钳尖端夹持出血点,而不应大面积钳夹;皮镊、皮针仅用于操作皮肤,不可随意用于肌肉、内脏。

5. 手术过程中注意自我防护,避免受伤。

(夏国鑫)

第四节　兔蚓突切除术(模拟人阑尾切除术)

一、实验动物及手术器械、耗材

（一）实验动物

实验动物为 2.5kg 左右健康成年雄性日本大耳兔。

（二）手术器械

手术器械包括动物体重秤、剃毛器、动物手术台、无影灯、无菌碗、卵圆钳、手术刀柄、组织剪、线剪、组织镊、皮镊、直血管钳、弯血管钳、甲状腺牵开器、持针器、阑尾钳。

（三）手术耗材

手术耗材包括口罩、帽子、无菌手套、25%氨基甲酸乙酯、70%～75%乙醇、苯酚溶液、生理盐水、碘伏、动物绑带、针（三角针、圆针）、缝线（1号、4号丝线）、无菌棉球、无菌纱布、无菌巾单、10ml注射器、5号及7号针头、手术刀片。

二、实验人员准备

本实验适于3～5人共同完成，包括1名主刀、1名器械护士、1～3名助手。所有人手术前于动物手术室配套的更衣室更换隔离衣，戴帽子、口罩、鞋套。手术前常规进行手及手臂消毒，戴无菌手套进行手术。

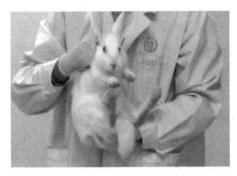

图 11-8 抓取实验兔

三、手 术 步 骤

（一）抓取实验动物

兔易于受惊，抓取、麻醉时要动作轻柔，多加抚慰。用右手抓住兔颈项部的毛皮轻轻提起，然后左手托住兔臀部，让兔的重量大部分集中在左手上（图 11-8）。注意不能抓兔双耳或抓提腹部、背部，切忌大声呼喊惊吓动物。

临床上很多患者会有手术前焦虑，医师应特别注意患者的精神状态，与患者谈话时和蔼亲切、多加抚慰，尽量减少患者的不安和恐惧，帮助患者顺利度过围手术期。

（二）称重

精确测量实验兔的体重（图 11-9），以便计算氨基甲酸乙酯的用量。

（三）手术前准备

清点、记录手术器械、纱布等数量，将手术刀片安置在手术刀柄上，准备消毒用品，准备针、线等。

（四）麻醉

把纱布折叠放在兔耳与手指之间，保护手指，并把兔耳垫平，以利于注射麻醉药。中指与示指夹紧耳缘静脉近心端，阻断静脉回流；拇指与环指轻拉兔耳尖端，将静脉耳缘绷直，以利于静脉注射；消毒后，由兔的耳缘静脉注射25%氨基甲酸乙酯（4ml/kg 估算）进行麻醉（图 11-10）。

注意麻醉时从近耳尖端开始耳缘静脉注射，避免直接注射耳根部损伤整条血管。注射氨基甲酸乙酯速度要缓慢而平稳，避免药物浓度陡然升高抑制呼吸、心跳致实验动物死亡。密切观察兔的角膜反射、疼痛反射情况，随时调整用药剂量。

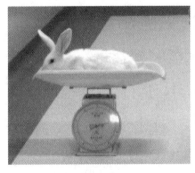

图 11-9 称重

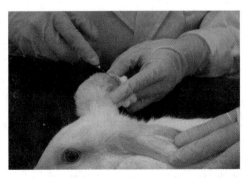

图 11-10 麻醉

（五）备皮

麻醉成功后，去除腹部的兔毛，注意不要损伤腹壁。

（六）固定

将兔仰卧位固定于手术台上（图11-11）。

（七）消毒、铺单

碘伏消毒手术区域（图11-12），消毒后铺有孔无菌巾单（图11-13）。

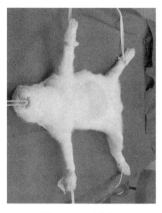 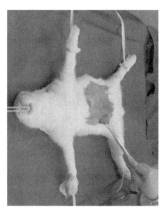 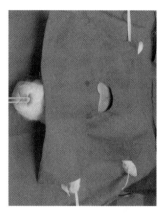

图11-11　固定　　　　　　　图11-12　消毒　　　　　　　图11-13　铺孔巾

（八）开腹

详见开腹、关腹章节。

（九）显露蚓突

开腹后，纱布保护切缘，甲状腺牵开器拉开右侧腹壁显露手术野，寻找蚓突。蚓突一般位于右侧中下腹部，是粉红色细长弯曲的盲管，长10～12cm，直径为1～1.2cm，其根部与盲肠的后内侧壁衔接，远端游离并闭锁，活动范围变化很大。

主刀与助手配合将肠管和网膜推向左侧腹，在右侧中下腹部寻找蚓突；找到蚓突后，用阑尾钳钳夹蚓突，牵引至腹腔之外，充分显露蚓突及其周围的组织；将其余肠管还纳至腹腔，蚓突周围组织用盐水纱布覆盖、保护，避免误伤与污染（图11-14）。

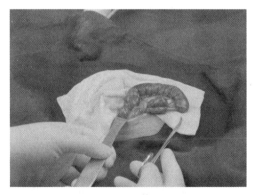

图11-14　显露蚓突

（十）分离和结扎蚓突系膜和血管

分离和结扎蚓突系膜和血管有两种方法。一种是从蚓突盲端开始手术，主刀与助手配合展开蚓突系膜，于无血管区用血管钳打洞，血管钳钳尖相对钳夹系膜血管，切断系膜内血管，于钳下结扎血管。同法依次处理所有系膜血管至蚓突基底部。在蚓突近基底部可见蚓突动脉，它是回结肠动脉的终末支，小心分离蚓突动脉，钳夹、切断、结扎，见图11-15。另一种是先处理蚓突动脉，再依次结扎系膜内血管。

（十一）做荷包缝合

在距离蚓突基底部0.5cm左右盲肠壁上，围绕蚓突根部用4号丝线做荷包缝合（图11-16、图11-17）。注意、荷包缝合线位于盲肠浆膜层和肌层，不穿透肠腔。缝合完毕，保持缝线松弛，等待包埋蚓突残端后结扎。

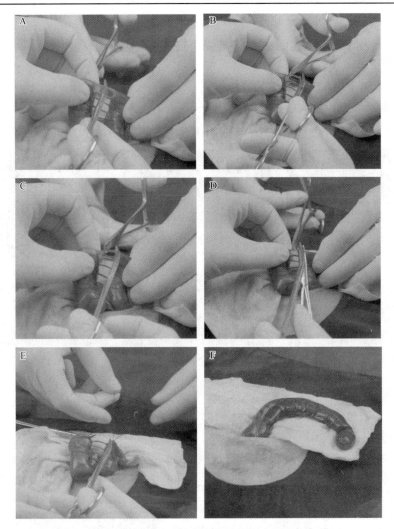

图 11-15　蚓突盲端开始分离和结扎蚓突系膜和血管

A. 系膜无血管区打洞；B. 血管钳钳尖相对；C. 钳夹血管；D. 剪断血管；E. 结扎血管；F. 处理血管后的蚓突

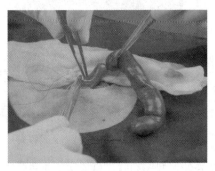

图 11-16　荷包缝合

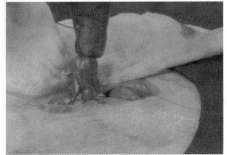

图 11-17　荷包缝合线保持松弛

（十二）结扎、切除蚓突

再次检查蚓突根部的盐水纱布垫，保护好蚓突周围组织，以免切除蚓突时其内容物流入腹腔和涂擦苯酚时溅到周围组织。

距蚓突根部 0.5cm 左右先用血管钳轻轻钳夹挤压蚓突，留下压痕，以增加摩擦，避免结扎线滑脱（图 11-18）。于钳痕处用丝线结扎蚓突（图 11-19），结扎时注意把控力度，力度太小不能闭合蚓突管腔，力度过大线的切割作用会离断蚓突。结扎线暂留，勿剪。

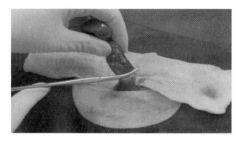

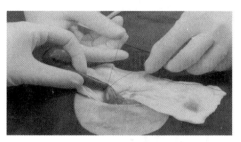

图 11-18　钳夹挤压蚓突　　　　　　　　图 11-19　结扎蚓突

在蚓突结扎线远侧 0.3～0.5cm 处用血管钳钳夹阑尾（图 11-20），紧贴血管钳用手术刀切除蚓突（图 11-21、图 11-22）。

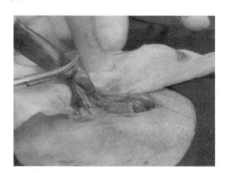

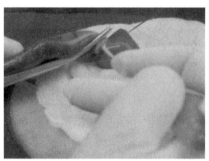

图 11-20　钳夹蚓突　　　　　　　　　　图 11-21　切除蚓突

蚓突残端用苯酚溶液、乙醇和生理盐水依次涂擦，以破坏蚓突残端黏膜和消毒（图 11-23）。注意操作轻柔，切勿使苯酚溶液飞溅到周围组织引起组织坏死。

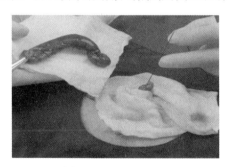

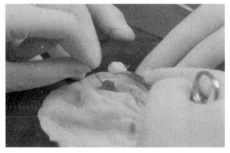

图 11-22　蚓突断开　　　　　　　　　　图 11-23　蚓突残端消毒

（十三）包埋蚓突残端

助手用组织镊夹住蚓突结扎线的线结后剪去多余的结扎线，另一把组织镊轻拉荷包缝合线远侧盲肠浆肌层，将蚓突残端轻压入荷包缝合线圈内，主刀配合轻轻收紧荷包缝合线，结扎包埋残端（图 11-24、图 11-25）。

（十四）探查、清点及关腹

探查手术部位是否有活动性出血及其他损伤。清点器械、敷料，无误后关腹。（详见开腹、关腹章节)。手术完毕。

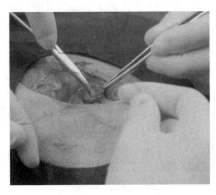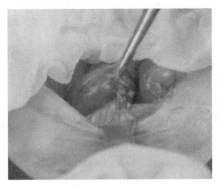

图 11-24　蚓突残端送入荷包　　　　　图 11-25　封闭荷包包埋蚓突残端

四、初学者手术步骤的变通

荷包缝合的位置是根据蚓突残端的大小和位置变动的,有经验的主刀可以准确做出判断。但对于初学者,没有蚓突残端的参照很难作出估计,对手术步骤可做以下微调:①处理蚓突动脉;②结扎蚓突;③荷包缝合;④切除蚓突;⑤包埋蚓突残端。

五、注 意 事 项

1. 注意手术过程应始终遵守无菌原则。

2. 手术中注意保持实验动物良好的麻醉状态及平稳的生命体征,随时密切观察、及时处理。

3. 手术过程中尽量减少不必要的组织暴露,以减少过度刺激和失水、失温,减少污染,降低感染率。

4. 手术中,各成员要分工合作,操作手法应准确、轻柔、迅速,要有爱伤意识,在完成手术的前提下要尽可能减少手术创伤。

5. 荷包缝合时注意缝合线圈与蚓突残端之间的距离,过远则包埋组织过多影响组织血运,过近则包埋效果不完善容易形成组织粘连。包埋残端时需要主刀与助手默契地配合,否则不易完成操作。

(王惠君)

第五节　兔胃穿孔修补术(模拟人消化道穿孔修补术)

一、实验动物及手术器械、耗材

(一)实验动物
实验动物为 2.5kg 左右健康成年雄性日本大耳兔。

(二)手术器械
手术器械包括动物体重秤、剃毛器、动物手术台、无影灯、无菌碗、卵圆钳、手术刀柄、组织剪、线剪、组织镊、皮镊、直血管钳、弯血管钳、甲状腺牵开器、持针器、肠钳。

(三)手术耗材
手术耗材包括口罩、帽子、无菌手套、25%氨基甲酸乙酯、75%医用乙醇、生理盐水、碘伏、动物绑带、针(三角针、圆针)、缝线(1 号、4 号丝线)、无菌棉球、无菌纱布、无菌巾单、10ml 注射器、5 号及 7 号针头、手术刀片。

二、实验人员准备

本实验适于 3～5 人共同完成，包括 1 名主刀、1 名器械护士、1～3 名助手。所有人手术前于动物手术室配套的更衣室更换隔离衣，戴帽子、口罩、鞋套。手术前常规进行手及手臂消毒，戴无菌手套进行手术。

三、手 术 步 骤

（一）至（八）术前准备、麻醉、开腹同兔蚓突切除术。

（九）显露胃部

开腹后，用牵开器向两侧牵拉腹壁显露手术野，于左上腹部寻找兔胃。兔胃为灰白色，拳头大小，紧贴膈肌下方生长。用组织镊将胃体下拉，显露胃前壁，盐水纱布垫盖其周围组织，以防切开时胃内容物污染腹腔（图 11-26）。

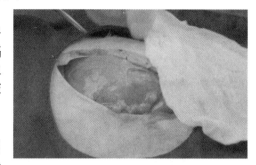

图 11-26 显露胃部

（十）模拟胃穿孔病理模型

主刀与助手各持镊子夹持胃前壁轻轻提高，选择胃前壁血管少的位置用手术刀在无血管区做一长约 1cm 的切口，模拟胃穿孔病理模型（图 11-27）。

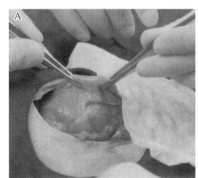
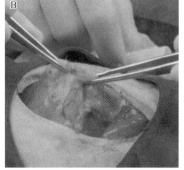

图 11-27 制作胃穿孔病理模型

（十一）修补穿孔

1. 用盐水纱布清理胃壁切口处的胃内容物。因兔的胃比人的胃要薄弱，所以选择人体肠管手术中应用到的肠钳来夹兔的胃穿孔部位。牵拉胃穿孔口，肠钳与胃长轴垂直，于切口下约 0.5cm 处夹持、封闭胃腔（图 11-28），准备缝合。

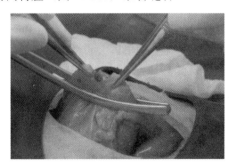
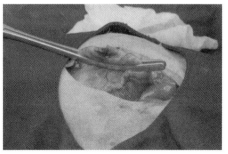

图 11-28 肠钳夹闭胃穿孔处过程（左至右）

2. 单纯间断全层内翻缝合关闭穿孔，缝线方向与胃的长轴平行，两针针间距为 0.3～0.5cm（图 11-29）。

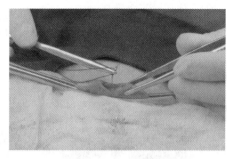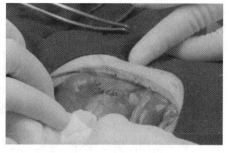

图 11-29　单纯间断全层内翻缝合闭合胃穿孔处过程（左至右）

3. 放开肠钳，检查穿孔修补处闭合好，无渗血、渗液。用间断垂直褥式内翻缝合法缝合穿孔处浆肌层，加强修补效果，包埋穿孔，恢复胃壁的光滑面，减少粘连（图 11-30）。

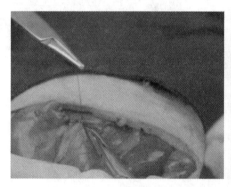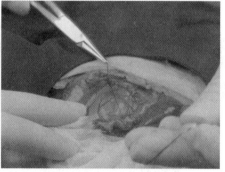

图 11-30　间断垂直褥式内翻缝合包埋创口过程（左至右）

（十二）探查、清点及关腹

再次探查手术部位是否有活动性出血及其他损伤。清点器械、敷料，无误后准备关腹。关腹同兔阑尾切除术。手术完毕。

四、注意事项

1. 注意手术过程中始终遵守无菌原则。

2. 手术中注意保持实验动物良好的麻醉状态及平稳的生命体征，随时密切观察、及时处理。

3. 手术过程中尽量减少不必要的组织暴露，以减少过度刺激和失水、失温。

4. 手术中，各成员要分工合作，操作手法应准确、轻柔、迅速，要有爱伤意识，在完成手术的前提下要尽可能减少手术创伤。

5. 制造胃穿孔模型时创口不易过大，1～1.5cm 即可，避免创口过大初学者不易把控。缝合过程中注意针距及深度。

（王惠君）

第六节　兔小肠部分切除端端吻合术

小肠部分切除和重建在胃肠外科手术中占据极为重要的地位，是合格胃肠外科医师的必备技能。小肠切除术的适应证包括小肠闭锁、肠旋转不良、家族性多发息肉等先天性疾病；腺癌、肉瘤、神经内分泌肿瘤等肿瘤病变；引起肠管狭窄梗阻、坏死、穿孔或出血的器质性病变；复杂肠瘘等。本实验通过使用成年雄性日本大耳兔在体小肠模拟人小肠部分切除端端吻合术，帮助学生学习该手术中的技术要点。

一、实验动物及手术器械、耗材

（一）实验动物

实验动物为 2.5kg 左右成年雄性日本大耳兔。

（二）手术器械

手术器械包括动物手术台、无影灯、剃毛器、卵圆钳、无菌碗、组织镊、皮镊、血管钳、手术刀柄、持针器、甲状腺牵开器、肠钳（套橡胶管）。

（三）手术耗材

手术耗材包括绑绳、20ml 注射器、氨基甲酸乙酯溶液、等渗盐水、碘伏棉球、乙醇棉球、洞巾、纱布、圆针、皮针、缝线、胶布。

二、实验人员准备

本实验适于 3～4 人共同完成，包括 1 名主刀、1 名器械护士、1～2 名助手。所有人手术前于动物手术室配套的更衣室更换隔离衣，戴帽子、口罩、鞋套。手术前常规进行手及手臂消毒，戴无菌手套进行手术。

三、基本准备与开腹

取上腹部正中切口开腹，详见本章第三节。

四、小肠部分切除术

（一）探查腹腔，寻找"病变肠管"

用甲状腺牵开器拉开腹壁，探查小肠及系膜，确认肠管系膜缘与系膜对侧缘，保证肠管无扭曲。选取一段 5cm 左右长度肠管作为病变肠管病理模型准备手术。

（二）离断病变肠管肠系膜

用组织镊轻轻提起"病变肠管"对应肠系膜血管近心端附近的组织，主刀用血管钳在组织的无血管区打洞，分离血管，主刀与助手用弯血管钳方向相对各自钳夹住血管一端，用组织剪从两钳中间剪断血管，分别于两钳下方结扎血管断端。依次处理肠系膜各血管，将"病变肠管"对应的肠系膜全部离断。

（三）离断病变小肠

用直血管钳钳夹"病变肠管"两端，注意血管钳尖端指向系膜缘，与小肠横轴约呈30°夹角偏向健侧，以使吻合口口径稍大，防止愈合后肠管狭窄，并保障肠系膜对侧肠壁的血液供应。在两侧血管钳外侧 3～5cm 的健康小肠处平行于血管钳钳夹肠钳，力度以刚好阻止肠内容物通过、肠管边缘不出血为宜。在"病变肠管"下方铺垫纱布垫保护周围组织免受误伤和污染，紧贴血管钳外缘切断并移除"病变肠管"。清理两侧保留肠管断端内容物，用碘伏棉球消毒残端后移除衬垫纱布垫。于两侧断端分别将肠管与系膜分离 0.5～1cm，以防止吻合时将系膜内翻入吻合口（图 11-31）。

五、小肠端端吻合术

（一）固定牵引缝线

在距离肠管断端切缘约 0.5cm 处系膜缘与对侧缘，各缝一针浆肌层牵引线，打结使断端靠拢，血管钳钳夹线尾起到固定、牵拉作用，以方便下一步吻合。

（二）缝合肠管后壁

轻轻提起牵拉线，使肠管断端靠拢，用单纯间断全层内翻缝合吻合口后壁（图 11-32）。缝合时注意保持肠管断端切缘的内翻状态，线结打在肠腔内侧。缝合针距、边距各约 0.3cm。可于后壁缝合完成后统一剪线。

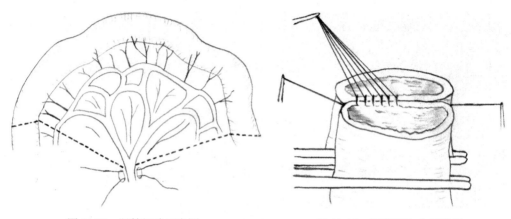

图 11-31　肠管切除示意图　　　　　　图 11-32　肠端端吻合示意图

（三）缝合肠管前壁

用间断全层内翻缝合法缝合肠管断端前壁，线结打在肠腔内，针距、边距与后壁缝合相同。为保证内翻效果，可使用如下方法：缝完第一针打结后不剪线，助手牵拉缝线保持吻合处肠管断端呈内翻状态，主刀缝第二针，打结完成后剪第一针线留第二针线，以此类推；每针打结时助手用组织镊向内轻推切缘帮助内翻。

（四）检查吻合效果

松开肠钳，检查第一层吻合有无渗血、渗液，如有渗出适当进行修补。

（五）缝合浆肌层，加强吻合口

用垂直褥式内翻缝合吻合口前后壁浆肌层，加强吻合效果。缝合进针、出针点距离吻合口分别约 0.5cm、0.2cm，针距约 0.3cm。缝合效果应以刚好包埋住上一层缝合线为宜。缝合组织太少、距离过近起不到加强效果，而且肠壁容易缺血坏死导致肠瘘；缝合过多则容易内翻过度引起肠腔狭窄。全层缝合与浆肌层缝合进针部位尽量错开，以保证缝合效果确实可靠。

（六）关闭系膜孔

用单纯间断缝合法关闭肠系膜孔洞，以免手术后发生内疝。缝合时注意勿伤及血管。

（七）再次检查吻合口

观察吻合口处无渗血、渗液，且内径可容许示指前端顺利通过。

（八）收尾

探查腹腔脏器无损伤，吻合口处无异常，清点器械无误后关腹。详见本章第三节。

六、注 意 事 项

实验过程中始终遵守无菌原则，从而培养良好的无菌意识及临床思维。

1. 手术中要有爱伤意识。如手术时间较长，应注意观察实验动物的麻醉、体温及末梢循环情况，随时根据病情及时处理。手术过程中在保证手术视野清晰的前提下，尽量减少不必要的组织暴露，暴露的部分肠管、肠系膜覆盖盐水纱布，以避免过度刺激、失水、失温。

2. 实际手术中，各成员要分工合作，在保证手术目的的前提下尽量减少手术创伤，操作手法应准确、轻柔、迅速。

3. 肠管吻合时需注意保持肠管无扭曲、吻合口无张力。

4. 缝合过程中需注意针距、边距、缝合深度及打结力度。缝合间距太小，容易导致组织缺血坏死；缝合间距太大、打结太松远，则无法达到吻合效果。打结太紧缝线切割组织，容易造成术后崩裂引起肠瘘；太松则无法达到吻合效果。缝合时应随时关注进针深度，避免缝到对侧肠壁造成吻合口狭窄。

（夏国鑫）

第七节　兔脾切除术

脾切除是治疗创伤性脾破裂、脾功能亢进、游走脾等疾病的重要手段，是普通外科最为常见的手术之一。因此，认真学习脾切除术具有重要意义。兔脾呈长条形，体积小，周围韧带较少，手术难度较人脾简单，适于初学者学习操作。本实验以兔脾切除为例，向学生展示脾切除术的操作方法、技术要点，力求通过本次实验，使学生获得对脾切除术的基本认识，能够在临床实习中配合上级医师完成手术。

一、实验动物及手术器械、耗材

（一）实验动物

实验动物为 2.5kg 左右成年雄性日本大耳兔。

（二）手术器械

手术器械包括动物手术台、无影灯、剃毛器、卵圆钳、无菌碗、组织镊、皮镊、血管钳、手术刀柄、持针器、甲状腺牵开器。

（三）手术耗材

手术耗材包括绑绳、20ml 注射器、氨基甲酸乙酯溶液、等渗盐水、碘伏棉球、乙醇棉球、洞巾、纱布、圆针、皮针、缝线、胶布。

二、实验人员准备

本实验适于 3～4 人共同完成，包括 1 名主刀、1 名器械护士、1～2 名助手。所有人手术前于动物手术室配套的更衣室更换隔离衣，戴帽子、口罩、鞋套。手术前常规进行手及手臂消毒，戴无菌手套进行手术。

三、基本准备与开腹

取上腹部正中切口开腹，详见本章第三节。

四、脾 切 除 术

（一）探查腹腔，显露脾

使用甲状腺牵开器向左侧牵拉切口显露手术野，在上腹部胃大弯左下方即可见到暗红色长条状脾。将其轻柔提出腹腔置于切口外等渗盐水纱布。

（二）离断脾

由脾游离侧胃脾韧带开始手术。打开胃脾韧带内血管间区域，主刀、助手分别用弯血管钳对向钳夹血管，于两钳之间用组织剪剪断，分别于钳下结扎。使用上述方法依次处理韧带、脾蒂，分离脾。

（三）收尾

检查无活动性出血，无周围组织损伤，清点器械无误，依次关腹。关腹操作方法详见本书"开腹、关腹技术"章节。

五、注 意 事 项

1. 脾较脆，操作时应注意力度，动作轻柔。

2. 结扎血管时应适当分离周围组织，避免钳夹、结扎组织过多导致结扎不牢，结扣滑脱。结扎时打结力度应适度，避免缝线损伤血管引起出血。

3. 手术过程中如遇出血，应迅速准确压迫出血部位，纱布吸净周围积血清晰显露手术视野后，准确钳夹出血点，结扎或缝扎止血。切忌盲目钳夹止血，否则容易导致误伤。

（夏国鑫）

第八节　兔经口气管插管术

气管插管术是急救工作中常用的重要抢救技术，是呼吸道管理中应用最广泛、最有效、最快捷的手段之一，是心肺复苏及伴有呼吸功能障碍的急危重症患者抢救过程中的重要措施，是医务人员必须熟练掌握的基本技能，对抢救患者生命、降低病死率起到至关重要的作用。本实验课通过家兔经口气管插管术的过程，来学习经口气管插管术的相关知识和操作。

一、实验动物及手术器械、耗材

1. 实验动物为 2.5kg 左右成年雄性日本大耳兔。

2. 手术器械包括动物手术台、2.0mm 新生儿气管插管（不带套囊）、麻醉喉镜。

3. 手术耗材包括绑绳、20ml 注射器、氨基甲酸乙酯溶液、等渗盐水、牙垫、胶布。

二、操 作 方 法

实验动物的抓取、麻醉与兔蚓突切除术相同。

1. 兔麻醉后仰卧位固定于手术台上，头后仰，颈部伸直，使气管与口腔成一直线。分别用线牵拉上门齿和下颌，牵开口腔。助手协助固定兔头部。

2. 操作者左手持小儿直喉镜片，沿兔口左侧插入口腔（避免损伤牙齿），缓慢进入，挑起舌头，使兔口腔保持打开。

3. 右手持气管导管放入口腔，通过舌的纵裂送入，越过喉部但不触及。通过套管聆听呼吸声和调节到最大换气量，以确定送入部位的正确与否。在兔吸气时，声门开张得最大，此时可将气管内管直接推到所需的深度。

4. 气管导管插入气管后，兔会有呛咳，取一小点兔毛或用棉签放在气管导管口，判断位置，若兔毛随呼吸波动证明在气管内。

5. 调整导管深度（大 11~12cm），导管放在口腔一侧，其外放置牙垫胶布固定，防止兔咬烂气管导管。

三、注意事项

1. 正确选择气管导管的型号，置入深度适宜，气管导管若置入太浅易脱出气管，太深则易入一侧肺。

2. 兔口腔较小，喉部狭窄，呼吸道较长。气管插管时喉镜的放置（注意不是杠杆力，而是要抬起整个镜片）和导管的插入，使会厌感受器、舌根部肌肉深部感觉器及气管黏膜受到直接刺激，操作不当易引起喉头水肿。

3. 拔管前应将口腔、鼻腔、咽部及气管内的分泌物完全清除，以免拔管后堵塞呼吸道。待自主呼吸恢复正常，拔出气管导管。拔管动作要轻柔，减轻拔取时机械磨擦所引发的疼痛、恶心等不适，增加动物的舒适感，避免损伤声带或引起喉痉挛，还应注意动物常有血压增高、心率加快、呼吸一过性紊乱等症状，拔管后应注意是否有呼吸异常。动物送回笼中，放置体位要注意保证其呼吸道通畅。

（赵豹猛）

第九节 兔气管切开术

气管切开手术是指切开颈段气管、放入金属套管或硅胶套管，是解除喉源性呼吸困难、呼吸功能障碍、下呼吸道分泌物潴留所致呼吸困难时常见的手术。

一、实验动物、器械与耗材

1. 实验动物为 2.5kg 左右成年雄性日本大耳兔。

2. 手术器械包括动物手术台、无影灯、剃毛器、无菌碗、组织镊、皮镊、血管钳、手术刀柄、持针器、甲状腺牵开器，"Y"形气管插管。

3. 手术耗材包括绑绳、20ml 注射器、氨基甲酸乙酯溶液、等渗盐水、碘伏棉球、乙醇棉球、洞巾、纱布、圆针、皮针、缝线、胶布。

二、实验人员准备

本实验适于 3~4 人共同完成，包括 1 名主刀、1 名器械护士、1~2 名助手。所有人手术前于动物手术室配套的更衣室更换隔离衣，戴帽子、口罩、鞋套。手术前常规进行手及手臂消毒，戴无菌手套进行手术。

三、操作方法

实验动物的抓取、麻醉与兔蚓突切除术相同。

1. 兔麻醉成功后，仰卧位固定在手术台上，将兔头和兔体摆正，颈部展平，不要过曲和过伸。去除颈部的兔毛，注意不要损伤皮肤。

2. 手术部位消毒、铺无菌单。

3. 触摸确定气管的位置，在气管正上方做正中切口，长 4~5cm。逐层切开皮下组织和气管上方的肌肉。钝性分离包绕气管的结缔组织，显露气管，在气管下方穿线备用。

4. 气管切口的位置选择在甲状结节下方 1cm 左右的部位。确定位置后做一横切口，切口尽量做到气管软骨上，口径不要超过气管周径的 50%，然后向头端方向做一垂直切口，形成一倒"T"形切口。若气管内有分泌物或血液，要用小干棉球拭净。

5. 一手提起气管下面的缚线，一手将一适当口径的"Y"形气管插管斜口朝下，由切口向肺插入气管腔内，再转动插管使其斜口面朝上，并检查气道通畅情况。

6. 气管插管插入后，观察呼吸状态无异常，呼吸是否平稳通畅。可将兔毛或棉线放在气管插管口处观察有无气流进出，也可观察插口处插管壁上的水蒸气随呼吸运动的波动，可以判断通气是否正常。然后用备用的棉线将插管固定，注意结扎部位在插管膨大部位以上，以防止插管脱出。结扎要紧，除了固定插管，还有止血的作用。结扎后可绕过"Y"形气管形插管的分支再次固定。

四、注意事项

1. 操作时要谨慎，不要对兔甲状腺和气管两侧后的静脉造成伤害。
2. 不要切开软骨环间的气管组织，在兔出血时做好处理工作。
3. 插管前后都要及时清理气管内的分泌物。
4. 认真观察兔的呼吸状况，定时将被夹闭的"Y"形气管插管软管放开。

（赵豹猛）

参考文献